Primeros auxilios para la familia

DATE DUE

BuenHogar

Guía para los padres

Primeros auxilios para la familia

EDITOR MÉDICO

ANDY JAGODA, MD, FACEB

Profesor adjunto de Medicina de Emergencia
Director adjunto de residencia
Director de estudios internacionales
   Mount Sinai School of Medicine
   Nueva York, Nueva York

Ilustraciones por David Kiphuth

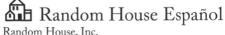 Random House Español
Random House, Inc.
Nueva York, Toronto, Londres, Sydney, Auckland

Traducción copyright © 2002 por Random House Español, una división de Random House, Inc.

Primeros auxilios para la familia de la revista *Buen Hogar*

Primera edición en español de Random House Español, 2002

www.rhespanol.com

La información CIP (Clasificación de publicación) se dispone a petición.

Edición a cargo de José Lucas Badué.
Traducción de Vicente Echerri.
Revisión del manuscrito a cargo de Mary Haesun Lee.
Diseño del libro y la cubierta por Fernando Galeano.
Producción del libro a cargo de Lisa Abelman, Pat Ehresmann y Taryn Luciani.
ISBN 1-4000-0004-1   SPANISH
Primera edición   616.02
                    500
                    2.03
Impreso en los Estados Unidos de América.

10 9 8 7 6 5 4 3 2 1

AVISO IMPORTANTE

Los procedimientos de primeros auxilios incluidos en este libro, si se siguen cuidadosamente, le ayudarán a enfrentarse con una amplia gama de urgencias. No obstante, siempre que sea posible, debe procurar los servicios de personal médico profesional. Los procedimientos descritos en este libro reflejan el nivel de conocimiento y las prácticas de urgencia aceptadas en los Estados Unidos al momento de su publicación. Usted debe mantenerse informado de los cambios que se produzcan en los procedimientos para la atención de casos de urgencia, y también se recomienda que tome un curso de aprendizaje formal de primeros auxilios y resucitación cardiopulmonar, o RCP.

PRÓLOGO

Si ofrecieran un diploma universitario de primeros auxilios, yo bien podría aspirar a uno, teniendo en cuenta todas las urgencias familiares de salud con que he tenido que vérmelas como madre de dos varones. Cuando los chicos eran niños, parecía como si estuviéramos constantemente en camino al consultorio del médico por alguna situación crítica. Por ejemplo, cuando mi hijo Danny dio sus primeros pasos, se cayó de cabeza en su baúl de juguetes, con el resultado de un labio roto y un reguero de sangre. Posteriormente, cuando estaba para dar a luz a Peter, mi segundo hijo, Danny, entonces de casi cuatro años, tenía una fiebre de 40,5° C. Yo tenía contracciones y Danny, alucinaciones —lo que significó que estaba metiendo a mi hijo mayor en un baño de agua templada al mismo tiempo que me preparaba para ir al salón de partos. Luego ocurrió lo de la fiesta de cumpleaños en que una niña se cayó en un rosal del jardín, y corrimos con ella a la sala de urgencias para que le trataran un rasguño en la córnea. Tanto si la urgencia implicaba la rozadura de uno de mis hijos, arrastrado por la alfombra durante una trifulca con su hermano, como rasguños de la rodilla hasta el tobillo por que las audaces acrobacias en bicicletas habían salido mal, aprendí a rechinar los dientes, a ocultar mi temor y mi horror y simplemente enfrentarme al problema.

De seguro mis experiencias no difieren tanto de las que tiene la mayoría de los padres. Ninguno de nosotros es inmune a los problemas de salud; por suerte, la mayoría se puede manejar bien y eficazmente. No obstante, algunas urgencias exigen que actuemos de inmediato y con un método. Y casi todas provocan considerable incertidumbre y ansiedad.

Es por eso que *Primeros auxilios para la familia* resulta tan valioso en el hogar, en el trabajo, en el automóvil y de vacaciones. A través de su caudal de detalladas instrucciones fáciles de seguir, este libro ofrece orientación y ayuda. Al comienzo incluye una sección sobre generalidades básicas de primeros auxilios, y no sólo los fundamentos de la RCP (resucitación cardiopulmonar) por ejemplo, sino también cómo juzgar cuando alguien se encuentra en apuros y en qué momento intervenir para ayudarle. A continuación encontrará un prontuario de temas de primeros auxilios de la "A" a la "Z": una lista de urgencias específicas en orden alfabético en la que se describen los signos que debemos reconocer, así como lo que debemos y *no* debemos hacer. Y puesto que la mejor estrategia de primeros auxilios es evitar del todo los accidentes, hemos incluido una larga sección sobre prevenciones hacia el final del libro. También hemos incluido una amplia sección de medios (centros e instituciones) con números de teléfono, cibersitios y direcciones de cursos de primeros auxilios y de agrupaciones asistenciales. En toda la obra, podrá ver útiles ilustraciones, así como prácticos recuadros e índices de prevención.

Primeros auxilios para la familia es una guía importante a la que usted puede acudir a menudo. Porque, cuando se detiene a pensar en esto, probablemente usted también haya tenido el tipo de experiencias que le capacitan para obtener un título de primeros auxilios. Pero, por supuesto, a lo que realmente aspiramos no es a un título, sino a que nuestros seres queridos permanezcan sanos, salvos y fuertes para que puedan sobrevivir los inevitables tumbos y contratiempos de la vida.

—Ellen Levine
Jefa de redacción
Buen Hogar

Encontrarse en una situación de urgencia y no saber qué hacer puede resultar aterrador. Pero al prepararse de antemano para esas urgencias, usted puede dominar la situación cuando suceden esos acontecimientos, actuar con confianza y, en último término, ayudar a salvar vidas.

Los primeros auxilios constan de cuatro componentes esenciales: prevención, preparación, reconocimiento de una urgencia y utilización de sus recursos. Estos cuatro aspectos se abordan en *Primeros auxilios para la familia*, en una presentación clara, fácil de seguir y concebida para alentarle y enseñarle tanto a prevenir una urgencia como a actuar cuando se presente.

La *prevención* es una piedra angular de los primeros auxilios. Ya sea que se encuentre usted en casa o lejos de ella, es esencial tener presente la prevención y practicar métodos que puedan reducir la probabilidad de que ocurra una urgencia. Por ejemplo, es importante saber entablillar una pierna rota; pero es aún mejor evitar una caída en primer término, ¡colocando una estera que no resbale debajo de las alfombras sueltas! La sección *"Jugando al seguro"* le muestra cómo crear un ambiente más seguro y más sano en casa y fuera de casa. Sus páginas están repletas de estrategias preventivas, tales como el uso de chalecos salvavidas en los barcos, de cascos para ciclismo y de cerrojos a prueba de niños en los gabinetes de cocina; también incluye una lista, cuarto por cuarto, de los sitios más riesgosos de su casa.

La *preparación para una urgencia* es clave para responder eficazmente cuando se presenta una situación de este tipo. Comprar este libro es un buen primer paso. Para prepararse para administrar primeros auxilios, debe leer también la sección *"Aplicación de primeros auxilios"*, antes de que ocurra una urgencia, tomar cursos de primeros auxilios y mantener un botiquín de primeros auxilios bien provisto. También es buena idea que practique sus destrezas en primeros auxilios periódicamente y que se mantenga actualizado con los últimos aparatos de primeros auxilios, tales como los desfibriladores externos automáticos.

La utilización de sus destrezas en primeros auxilios exige *saber cómo reconocer una urgencia médica* y luego actuar decisiva y confiadamente con el mejor equipo disponible. En consecuencia, al concebir la sección alfabética de este libro, se ha atendido no sólo a ofrecerle descripciones de cómo manejar las urgencias paso por paso, sino también a registrar los signos y síntomas que puedan ayudarle a reconocer la clase de urgencia que se ha presentado. El ataque cardíaco y la apoplejía, por ejemplo, siguen siendo causas fundamentales de muerte e incapacidad. No obstante, ambas pueden ser tratadas efectivamente si se toman medidas de inmediato. Aunque puede que usted no siempre sea capaz de ofrecer intervenciones específicas a una víctima de estas urgencias, el reconocer sus síntomas y actuar rápidamente para obtener asistencia médica puede ayudar a la víctima a sobrevivir.

Válgase de sus propios recursos: saber cómo y donde ir a buscar ayuda es el cuarto componente en la prestación de primeros auxilios. Los libros son recursos inapreciables para prevenir y hacerles frente a las urgencias de salud. Además, las fuentes de información que son fácilmente accesibles, tales como los centros de control de venenos, resultan en extremo valiosos para ayudarle a tomar decisiones importantes. Muchas agrupaciones médicas y gubernamentales le ofrecen información al consumidor, y usted puede ponerse en contacto con ellas con relativa facilidad a través del Internet, donde ha tenido lugar una verdadera explosión de información médica. Para ayudarle a llegar a algunos de los mejores cibersitios de información médica en la red cibernética, la sección de "*Recursos*" le ofrece una lista anotada de más de cincuenta organizaciones, de las que incluye direcciones, números de teléfono y sitios en la red cibernética.

El objetivo de *Primeros auxilios para la familia* es estimularle e inducirle a pensar en la prevención de lesiones, a orientarle a reconocer urgencias y a prestar servicios de primeros auxilios. Si bien se describen muchos escenarios, no es posible abordar todas las posibles situaciones susceptibles de ocurrir. Pero el libro le brinda un enfoque claro y fundamental que puede usarse para manejar muchos casos de urgencia, incluyendo qué hacer en una crisis grave mientras espera asistencia médica profesional.

—Doctor Andy Jagoda
Nueva York

CONTENIDO

JUGANDO CON SEGURIDAD   179

JUGAR CON SEGURIDAD EN LA CASA   179

JUGAR CON SEGURIDAD FUERA DE CASA   205

RECURSOS   231

ÍNDICE   255

APLICACIÓN DE LOS PRIMEROS AUXILIOS

ESTAR PREPARADO

Uno nunca puede predecir cuándo se presentará una urgencia, así que la mejor estrategia es estar preparado, lo cual le permitirá actuar con rapidez, confianza y del modo apropiado, cualesquiera que sean las circunstancias.

Contar con la información y el equipo adecuados al alcance de su mano es un buen comienzo.

- Fije cerca del teléfono o en cualquier otro lugar que usted y su familia frecuente regularmente, todos los números telefónicos del médico, de los servicios médicos de urgencia (SMU, usualmente el 911), el centro local de control de venenos y los departamentos de policía y bomberos. Es de vital importancia que tenga esos números a mano en un lugar visible. Marcar el "0" en una urgencia no siempre resulta una buena opción, ya que el operador puede no estar familiarizado con su zona y puede no saber cómo localizar el SMU más cercano.

- Cerciórese de que toda su familia sepa dónde están los números de urgencia y cómo marcarlos. Es buena idea hacer que sus hijos practiquen simulando llamar a esos números (¡mientras usted mantiene oprimido el receptor!) de manera que lleguen a familiarizarse con el proceso.

- Anote su propio número de teléfono y su dirección para que sus hijos, los que los cuidan o cualquier persona que se quede en su casa, puedan informarles al SMU y a los demás en el caso de una urgencia.

- Mantenga actualizado su botiquín de primeros auxilios (*Véase* la página 2) y cerciórese de que todos los miembros de su familia, incluidos los niños, están al tanto del contenido y de cómo y cuándo usarlo.

- Con cierta periodicidad verifique el funcionamiento de sus detectores de humo y de monóxido de carbono (CO). Mantenga todos los extinguidores de incendio en un lugar

BOTIQUÍN DE PRIMEROS AUXILIOS

Un botiquín de primeros auxilios bien provisto y bien organizado le ayudará a responder con eficacia a las urgencias médicas que se presenten en su casa. Los artículos que se incluyen a continuación le ofrecerán los equipos y accesorios que usted necesitará en la mayoría de las situaciones médicas que ocurran en su casa y su entorno.

CONTENIDO DEL BOTIQUÍN
VENDAS Y OTRAS HILAS
- Vendas adhesivas de diversos tamaños
- Esparadrapo
- Vendas de mariposa
- Venda elástica arrollada
- Venda triangular (para un cabestrillo)
- Rollos y almohadillas de gasa estéril
- Parches estériles para los ojos
- Borras de algodón estériles

OTROS INSTRUMENTOS
- Guantes de goma o estériles desechables
- Alfileres imperdibles
- Retazos de tela limpios y papel de seda
- Alicates
- Tijeras afiladas con puntas redondas
- Bolsas de hielo desechables de activación instantánea
- Vasos de papel
- Jeringa
- Papel y pluma o lápiz
- Velas y fósforos
- Máscara facial desechable para resucitación boca a boca
- Cuchara graduada para medicina

MEDICAMENTOS
- Equipo inyector de epinefrina (tales como *Epi-Pen*, *EpiPen Junior*) si un miembro de la familia es alérgico a las picaduras de abejas o de avispas, a los maníes o a otras sustancias
- Acetaminofén, ibuprofén y aspirina: recuerde que la aspirina sólo debe dársele a adultos
- Jarabe de ipecacuana: induce a vomitar, pero sólo debe usarse siguiendo las instrucciones de un médico o de un centro de control de tóxicos
- Carbón activado: se usa para desactivar venenos; puede solidificarse cuando está almacenado (verifique las instrucciones del paquete o con el fabricante respecto a las instrucciones de almacenamiento)
- Difenhidramina (*Benadryl*)
- Antiácidos (tales como *Mylanta*)
- Crema antibiótica
- Loción de calamina

RECURSOS
- Un ejemplar de este libro: *Primeros auxilios para la familia*
- Lista de números telefónicos de urgencia: médico, servicios médicos de urgencia (SMU), centro de control de envenenamientos de la localidad, y departamentos de policía y bomberos. Cerciórese de pegar estos números en un lugar visible junto a su teléfono

ALGUNOS CONSEJOS PRÁCTICOS PARA LA PREPARACIÓN Y EL MANTENIMIENTO
- Elija el estuche correcto para su botiquín de primeros auxilios. Busque una caja que sea ligera, resistente e impermeable. Debe tener un asa y una tapa que cierre bien. Un estuche plástico de herramientas o una caja para guardar avíos de pesca son buenas opciones. Cerciórese de marcar la caja como el botiquín doméstico de primeros auxilios.
- Mantenga su botiquín de primeros auxilios en un lugar fresco y seco (los baños no son siempre los mejores lugares para guardarlos, ya que esas habitaciones pueden ser calientes y húmedas). Debe guardarse fuera del alcance de los niños y las mascotas, pero ser lo suficientemente accesible de manera que usted y otros miembros de la familia puedan encontrarlo rápidamente.
- Revise su botiquín de primeros auxilios periódicamente, y reemplace cualquier elemento que se haya agotado. Descarte aquellos cuya fecha de vencimiento haya caducado o que ya no sean estériles.
- Todos los adultos y los niños mayores responsables deben saber dónde se encuentra y qué contiene su botiquín de primeros auxilios. Repasen juntos los elementos que contiene y compruebe que cada persona saben cuándo y cómo usarlos.

accesible y cerciórese de que toda la familia sepa dónde se encuentran. Establezca un plan de escape en caso de incendio y póngalo en práctica al menos dos veces al año.

Adiéstrese en la aplicación de primeros auxilios

Saber cómo responder de manera rápida y eficaz a una urgencia puede salvar vidas. Este libro le ofrece los elementos básicos de los primeros auxilios, pero para adquirir un adiestramiento verdaderamente completo y diestro, no hay nada que sustituya un curso de primeros auxilios que incluya un curso de sostenimiento básico de la vida (SBV) de organizaciones tales como la Cruz Roja Estadounidense o el Consejo de Seguridad Nacional de los Estados Unidos o de otras agrupaciones locales de su área. Recuerde, es mejor saber dar primeros auxilios y nunca tener que usarlos que encontrarse en una situación de urgencia y no saber qué hacer. Usted debe practicar su conocimiento de SBV periódicamente.

¿CUÁNDO SE PRODUCE UNA URGENCIA?

Reconocer un estado de urgencia es el primer paso en cualquier situación de primeros auxilios. A veces la seriedad de la situación es obvia, como en un accidente automovilístico o en un caso de ahogamiento. Otras veces, una urgencia puede ser más sutil. Pero al entender la naturaleza de las urgencias y familiarizarse con sus signos, usted puede aprender a reconocerlos en la mayoría de los casos. Si hubiera alguna duda, responda como si la situación fuese de urgencia.

En general, una urgencia conlleva una enfermedad o una lesión que pone en peligro la vida o que puede causar daños graves o permanentes a la víctima. A continuación aparece una lista de signos de las enfermedades o lesiones de mayor importancia que indica que se ha presentado una urgencia.

Las enfermedades y lesiones leves pueden usualmente ser tratadas en casa o por un médico. Llame a un médico si no está seguro de qué hacer ante situaciones clínicas leves.

PARA MÁS INFORMACIÓN

Véase la página 231 para información acerca de dónde encontrar cursos de primeros auxilios.

Reconocimiento de lesiones graves

La mayoría de las lesiones graves son causadas por accidentes súbitos tales como choques de bicicletas, motocicletas o autos, así como asfixias, quemaduras, electrocuciones, inhalación de humo, envenenamiento o mordidas de animales.

Una lesión grave puede reconocerse por:

- Una herida o quemadura grande o profunda
- Lesiones severas en la cara, el cráneo, el cuello o la espalda
- Hemorragia externa que es profusa y que no se detiene
- Signos de hemorragia interna: sangre roja oscura mezclada con las heces fecales; sangre roja brillante que cubre las heces; heces ennegrecidas o alquitranada; orina de color rojo, "cola" o turbia; vómitos que parecen como borras (posas) de café o sangramiento vaginal
- Dolor súbito, intenso o persistente
- Dolor de cabeza súbito, intenso o persistente
- Vómitos y diarreas continuos
- Cambios notables en el comportamiento: actitud retraída, agresiva o confusa
- Parálisis, entumecimiento, zumbido en los oídos o debilidad
- Señales de *shock* (*Véase* la página 170)
- Señales de asfixia (*Véase* la página 47)
- Dificultad al respirar
- Pulso irregular o inexistente
- Convulsiones (muchos tipos de convulsiones no exigen atención de urgencia; *Véase* la página 60)
- Pérdida de la conciencia

Usted siempre debe considerar el envenenamiento como una urgencia, incluida la sobredosis de un medicamento recetado o adquirido sin receta, aunque la víctima no muestre ningún síntoma.

Reconocimiento de enfermedades graves

La enfermedad puede atacar inesperadamente, como un ataque cardíaco o una apoplejía. Puede también ser el resultado del control deficiente o el empeoramiento de afeccio-

---

¿SABÍA USTED QUE. . .

el envenenamiento puede ser el resultado de una sobredosis de un medicamento, adquirido por receta médica o sin ella, aunque no se presente ningún síntoma? (*Véase* la página 87).

nes crónicas, tales como diabetes, asma o hipertensión arterial. Si bien muchas enfermedades leves pueden ser tratadas sin peligro en casa, la aparición de los siguientes signos puede ser indicio de una dolencia grave que exija atención médica de urgencia:

- Signos de hemorragia interna: sangre roja oscura mezclada con las heces fecales; sangre roja brillante que cubre las heces; heces ennegrecidas o alquitranada; orina de color rojo, "cola" o turbia; vómitos que parecen como borras (posas) de café o hemorragia vaginal
- Dolor súbito, intenso o persistente
- Opresión, pesadez o dolor en el pecho, usualmente detrás del esternón
- Dolor que se extiende al hombro, el cuello, el maxilar inferior, el brazo o la espalda
- Fiebre continua por encima de los 103° F (39,4° C)
- Debilidad o entumecimiento súbitos en la cara, el brazo o la pierna de un lado del cuerpo
- Pérdida de la visión o visión borrosa repentinas
- Dolor en el abdomen
- Entumecimiento del cuello con fiebre
- Cambios notables en el comportamiento: actitud retraída, agresiva o confusa
- Señales de *shock* (*Véase* la página 170)
- Señales de asfixia (*Véase* la página 47)
- Dificultad al respirar
- Pulso irregular o inexistente
- Convulsiones (muchos tipos de convulsiones no exigen atención de urgencia; *Véase* la página 60)
- Pérdida de la conciencia

CÓMO OBTENER AYUDA DE URGENCIA

Si la situación parece ser de urgencia (o si usted no está seguro), el primer paso es conseguir ayuda y comenzar a proporcionar primeros auxilios. Dependiendo de la naturaleza de la enfermedad, la lesión u otra afección medica usted debe llamar al SMU o al centro de control de venenos

CUANDO LLAME AL 911

A través de los Estados Unidos muchas áreas usan ahora un servicio avanzado de 911. El nuevo sistema muestra no sólo su número de teléfono, sino también su nombre, apellido(s) y dirección. Esta conexión se mantiene hasta que el centro de comunicaciones del SMU la libera, de manera que su localización se mantiene visible. Este sistema ayuda a que SMU llegue con mayor rapidez adonde usted se encuentra.

Muchos centros de SMU también tienen equipos especiales que les permiten a personas con discapacidades auditivas o del habla a comunicarse con un tablero y un mensaje impreso.

de su localidad. Puede ser tentador llamar a alguien conocido, como un miembro de la familia, un amigo o un vecino, pero siempre busque ayuda primero de personal adiestrado para asistir en urgencias médicas. Son la mejor opción en estos casos.

Servicios Médicos de Urgencia (SMU)

Los sistemas de SMU están concebidos para ofrecer respuestas rápidas a las situaciones de urgencia, prestar primeros auxilios en el lugar donde la urgencia se produce y ofrecer transporte rápido y seguro a un centro de asistencia médica. Existen varios tipos de sistemas de SMU en los Estados Unidos con diversos niveles de adiestramiento, capacidades y experiencia (*Véase "Diferencias entre sistemas de SMU"* en la página 7). El tipo de equipo de SMU que responde a su llamada dependerá tanto de la zona geográfica donde usted vive como de la base de su población.

Todo el personal de SMU está adiestrado en primeros auxilios. Puede hacer lo siguiente:

- Atender urgencias médicas
- Mover correctamente a la víctima sin causarle lesiones ulteriores
- Tratar algunas lesiones en el lugar donde se ha producido la urgencia
- Trasladar rápidamente a la víctima a un hospital
- Aumentar las oportunidades de supervivencia y recuperación de la víctima

Llame primero al SMU cuando vea señales de una enfermedad o lesión graves (*Véase* la página 3), o si se encuentra en una situación de urgencia tal como un ahogamiento o un parto inesperado.

AL LLAMAR AL SMU, DEBE PROPORCIONAR

- La localización precisa de la víctima: dirección del lugar y número de apartamento, del piso o del cuarto si es pertinente, así como la intersección importante más cercana o cualquier otro edificio o monumento de la vecindad
- Su nombre, apellido(s) y número de teléfono

DIFERENCIAS ENTRE SISTEMAS DE SMU

Los sistemas de SMU varían bastante (en estructura, personal, adiestramiento y nivel de atención que prestan) de una comunidad a otra.

ESTRUCTURA

El tipo de sistema SMU con que usted puede contar dependerá de donde usted viva:

- *Organizaciones voluntarias de carácter no lucrativo.* Se encuentran con frecuencia en zonas rurales o poco pobladas, aunque también pueden encontrarse en centros urbanos más grandes. Pueden estar afiliadas al departamento de bomberos voluntarios de la localidad. Los miembros del equipo de SMU diurno salen de sus empleos u hogares, viajan hasta la estación local del SMU, y responden a las situaciones de urgencia que se presenten. Por la noche, un equipo puede estar de guardia en la estación.
- *Sistemas de SMU localizados en cuarteles de bomberos.* Cumplen con las tareas de los bomberos así como con las del SMU. La mayoría de estos sistemas responden a las llamadas de urgencia, brindan servicios de transporte y dependen de otras agencias para los servicios que no son de urgencia. En algunas comunidades, el SMU puede formar parte del departamento de policía.
- *Agencias de terceros.* Pertenecen al gobierno municipal y éste las administra, o pueden servir mediante contrato suscrito con una compañía privada. Están localizados en sus propias estaciones de SMU, independientemente de los servicios de policía y bomberos. En algunas zonas, estas agencias pueden depender de otras para responder a llamados de urgencia y como servicios de apoyo.
- *Servicios radicados en hospitales.* Suelen administrarse como parte de los departamentos de un hospital y funcionan con el apoyo significativo de médicos radicados en el hospital. Pueden ofrecer transporte en casos que no sean de urgencia así como responder a urgencias en la localidad.
- *Agencias privadas.* Funcionan con limitado apoyo económico del gobierno y ofrecen toda clase de servicios, sean o no sean de urgencia.

PERSONAL Y ADIESTRAMIENTO

Los requisitos de adiestramiento y readiestramiento del personal de SMU difiere mucho de un estado a otro. En efecto, existen más de cuarenta niveles de certificación para los técnicos médicos de urgencia (TMU) en todo el país. Afortunadamente, se han esta-blecido normas de adiestramiento y práctica para cuatro niveles:

- *Personal de primera urgencia* (bomberos, agentes de la policía, guardaparques y vigilantes de pistas de esquiar) están adiestrados en las técnicas básicas para sostener la vida, tales como verificación de los signos vitales, resucitación y contención de hemorragias.
- *Los TMU-básicos* están adiestrados a proporcionar evaluación y atención de urgencia básicos, tales como desfibrilación automática y a asistir a víctimas en el uso de sus medicamentos, como son las medicinas para el asma.
- *Los TMU-intermedios* poseen habilidades adicionales en aspectos específicos de técnicas avanzadas para sostener la vida, que puede incluir tratamiento intravenoso y, en algunos casos, el uso de ciertos medicamentos sujetos a prescripción médica.
- *Los TMU-paramédicos* tienen un extenso adiestramiento que abarca una amplia gama de técnicas avanzadas para sostener la vida, desde la supervisión e interpretación de la función cardíaca hasta la entubación (la inserción de un tubo en la tráquea para ayudar a la respiración).

El personal de primera urgencia llega primero al lugar de los hechos y da inicio a cualquier atención de urgencia, mientras los más preparados técnicos médicos de urgencia suelen llegar al lugar cinco o diez minutos después. Muchas comunidades, aunque no todas, funcionan con un sistema de dos niveles, mientras en otras comunidades, puede haber tres equipos separados que responden a una llamada de urgencia. En algunas áreas, el personal de primera urgencia también está adiestrado en técnicas avanzadas para sostener la vida.

TRANSPORTE

Los métodos de transporte para el SMU pueden variar mucho también. Las ambulancias son las que más se usan, aunque en algunas comunidades se usan vehículos de respuesta rápida. Están concebidas para llevar al personal de SMU rápidamente al lugar a fin de iniciar la atención de urgencia mientras una ambulancia está en camino.

En comunidades remotas o en zonas urbanas con mucho tránsito, el personal del SMU puede trasladarse en helicópteros. Dependiendo del terreno, también se usan botes, aviones y otros vehículos de transporte.

- Una descripción del estado que provoca la urgencia (describa signos y síntomas, tales como dolor en el pecho o dificultad para respirar)
- El número de personas lesionadas

No cuelgue hasta que se lo indiquen. Tal vez le den instrucciones por teléfono que debe seguir hasta que llegue la ambulancia.

Centros de control de venenos

Los centros de control de venenos son un medio de información telefónica para el público y los profesionales de la salud sobre cómo tratar las urgencias por envenenamiento. Estos centros están dotados de personal debidamente adiestrado, usualmente enfermeras especializadas en toxicología (el estudio científico de los venenos) que tienen acceso a información sobre millares de sustancias venenosas. También cuentan con médicos y otros expertos a quienes consultar en el caso de que se requiera una experiencia más específica.

Llame al centro de control de venenos de su localidad cuando se produzca un envenenamiento o una sobredosis de alguna droga, ya fuera accidental o intencional (*Véase también* la página 87). Sin embargo, si usted observa signos de alguna lesión o enfermedad grave (*Véase* la página 3), *siempre* llame primero al SMU.

Con la ayuda de un centro para el control de venenos usted puede tratar muchos envenenamientos en casa con resultados satisfactorios. En situaciones más serias, el centro le remitirá a un médico o a un hospital y llamará previamente con información específica para colaborar en el cuidado de la víctima.

CUANDO LLAME AL CENTRO PARA EL CONTROL DE VENENOS DE SU LOCALIDAD, DEBE PROPORCIONAR LA INFORMACIÓN SIGUIENTE:
- Su nombre, apellido(s) y número de teléfono
- El nombre, apellido(s), la edad, el peso aproximado y la condición actual de la víctima
- El nombre exacto del veneno que ha tomado
- Cuando y qué cantidad de veneno tomó

CÓMO APLICAR LOS PRIMEROS AUXILIOS

Una situación de urgencia puede ser intimidante e incluso empavorecedora. Por eso, es vital controlar una situación de urgencia desde el comienzo (*Véase "Cómo asumir el control"* en esta página). Sólo entonces puede usted evaluar adecuadamente el lugar de los hechos y la víctima y aplicar las técnicas de primeros auxilios que exige el caso.

Evaluar la escena

Antes de comenzar a ayudar a la víctima, tómese un breve instante para hacer un inventario del lugar.

- Determine si necesita llamar a un SMU o, si viene al caso, al centro de control de venenos. (Idealmente, otra persona se ocuparía de llamar mientras usted atiende a la víctima. *Véase "¿Cuándo se produce una urgencia?"* en la página 3).

- Mire en torno suyo y verifique la presencia de cualquier peligro posible, tal como cables eléctricos o derrame de productos químicos. Determine si es seguro proseguir. En caso contrario, o si tiene alguna duda, no pase de ahí. Espere que el SMU llegue.

SOSTÉN BÁSICO DE LA VIDA

No hay sustituto para un curso de primeros auxilios que incluya técnicas básicas de sostén de la vida con una evaluación periódica.

CÓMO ASUMIR EL CONTROL

- Cálmese. Respire profundamente varias veces y trate de despejar su mente de cualquier idea que le produzca ansiedad.
- Piense antes de actuar. Una urgencia exige una acción rápida, pero es mejor actuar metódicamente y hacer lo correcto que apurarse y cometer un error.
- Si la víctima está consciente, obtenga su consentimiento antes de comenzar los primeros auxilios. (*Véase también "Lo que usted debe saber acerca de las leyes del Buen Samaritano"* en la página 28). Si no conoce a la víctima, preséntese y pregúntele si puede prestarle ayuda.
- Tranquilice a la víctima. Explíquele lo que está haciendo mientras lo hace. Sea positivo,

pero también sea franco. No ofrezca falsas esperanzas.
- Si la víctima tiene su medicina, ayúdela a tomársela.
- Siempre trate las lesiones más graves primero.
- Concéntrese en la manera en que puede ayudar en lugar de atender los aspectos perturbadores de la urgencia.
- Siempre intente proteger la privacidad de la víctima. Desvístala sólo en la medida que sea necesario para descubrir la lesión.
- Pídale a todos los transeúntes innecesarios que se vayan. Si la víctima tiene familiares o amigos, pueden quedarse en el lugar, pero pídales que le dejen suficiente espacio para funcionar.

- Trate de imaginar lo que ha sucedido. Si hay otras personas cerca, pregúnteles. Si no, busque pistas reveladoras, tales como un frasco de medicina vacío, o signos y síntomas, tales como quemaduras en la boca. Verifique si la víctima usa una tarjeta de identificación médica.
- Examine el lugar por si hubiera otras víctimas.

Evaluar a la víctima

Cuando encuentre a la víctima, su primera prioridad es tratar las lesiones graves que afectan sus vías respiratorias, su respiración y su circulación. Esto es lo que conocemos por *signos vitales*.

Vías respiratorias

Para que el aire entre en el cuerpo de la víctima, las vías respiratorias que conectan la nariz y la boca a los pulmones deben estar despejadas.

Respiración

La víctima debe respirar de manera que el oxígeno pueda llegar al corazón y mantenerlo latiendo.

Circulación

La víctima debe tener pulso (ritmo cardíaco) y suficiente sangre que circule a través del cuerpo para hacer posible que todas las partes del cuerpo funcionen debidamente.

Hay tres signos principales que indican si una víctima necesita resucitación:

1. Ha dejado de respirar
2. No se le detecta pulso
3. Está inconsciente

Es posible que una víctima inconsciente pueda no estar respirando, pero aún tenga pulso. En este caso, sólo puede necesitar respiración de salvamento (o respiración boca a boca).

Si la víctima está inconsciente, no respira y no tiene pulso, necesita resucitación cardiopulmonar (RCP). Hay importantes diferencias entre darles RCP a adultos y niños mayores de ocho años (*Véase* la página 14), a niños de uno a ocho años (*Véase* la página 17) ya infantes de menos de un año de edad (*Véase* la página 20). La técnica para cada grupo se resume por separado.

Compruebe si hay lesiones en la columna vertebral

Una posible lesión vertebral influirá en la manera de atender a la víctima. Es por eso que siempre debe sospechar que se ha producido tal lesión, especialmente si la víctima muestra signos de un estado mental alterado, si ha sufrido alguna lesión en la cabeza, si se ha caído, o si ha estado en un accidente de automóvil. Como regla general, usted debe suponer que una víctima inconsciente tiene una lesión vertebral. Si la víctima está consciente, alerta y no tiene ningún dolor en el cuello, las posibilidades de que tenga una lesión vertebral son menores (*Véase* "*Lesiones vertebrales*" en la página 122).

Compruebe la existencia de otras lesiones

Descubra cualesquiera otras lesiones, desvistiendo a la víctima sólo lo que sea necesario. Si tuviera necesidad de cortarle o rasgarle la ropa, hágalo. Controle cualquier sangramiento mediante la presión directa (*Véase* "*Sangramiento externo*" en la página 163).

Observe si hay vómitos

Si la víctima vomita, voltéela abajo sobre el lado izquierdo. A esto se le llama posición de recuperación (*Véase* abajo). Ayudará a evitar otros accesos de vómito y a drenar los fluidos de la boca de la víctima. Si sospecha que hay una lesión vertebral, rote cuidadosamente a la víctima hacia el lado izquierdo, sosteniéndole la cabeza y el cuello, y mantenién-

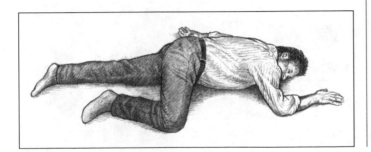

Una víctima que está vomitando debe ser colocada en posición de recuperación.

Cuando una víctima esté vomitando y se sospecha de una lesión vertebral, rótela cuidadosamente sobre el lado izquierdo.

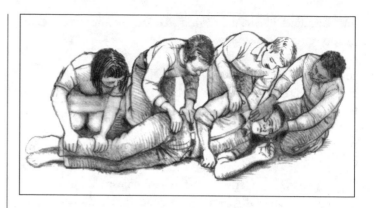

dole siempre la cabeza alineada con el cuerpo (*Véase* arriba). Si hay otras personas disponibles, pídales que lo ayuden a hacer esto.

Evite o reduzca *shock*

Si la víctima muestra signos de *shock* (tal como piel pálida, fría y húmeda; sudoración; coloración azul alrededor de la boca y en los labios; náusea y vómitos; falta de aire, pulso acelerado que puede debilitarse; ansiedad, mareo y aturdimiento. *Véase* la página 170), colóquele en posición de *shock:*

- Tienda a la víctima boca arriba con las piernas elevadas (para aumentar el flujo sanguíneo al corazón y el cerebro).
- Cubra a la víctima con mantas o abrigos para que conserve el calor del cuerpo.

NO use la posición de *shock* si:

- La víctima tiene dificultad para respirar
- Si sospecha de una lesión cervical o espinal
- Si la posición lo incomoda

Para evitar o reducir una conmoción, tienda a la víctima en posición de *shock*, y luego cúbrala con mantas o abrigos para mantenerla tibia.

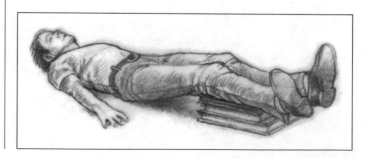

Técnicas de RCP

La resucitación cardiopulmonar (RCP) es una combinación de respiración de salvamento que suple oxígeno al cuerpo con una compresión en el pecho que imita la función del corazón de bombear la sangre rica en oxígeno por todo el cuerpo. La meta de la RCP es restaurar la circulación. Por su cuenta, la RCP no siempre revive a la víctima, pero hará "ganar tiempo" llevándole oxígeno al cerebro y al corazón hasta que llegue el equipo del SMU. La RCP para adultos y niños mayores de ocho años, niños pequeños (de uno a ocho años) y bebés (menos de un año) se resume dabajo. Cerciórese de usar la técnica que corresponda con la edad de la víctima.

LO QUE NO DEBE HACERSE: CÓMO PREVENIR LESIONES ULTERIORES

En una situación de urgencia, su objetivo consiste en evaluar a la víctima y proporcionarle los primeros auxilios. Es de igual importancia evitarle a la víctima lesiones ulteriores. ¿Cómo puede hacer eso? Siguiendo estas pautas esenciales:

- *NO* proporcione primeros auxilios si la víctima los rehúsa.
- *NO* intente trasladar una víctima gravemente enferma o lesionada al hospital, a menos que no haya otro modo de obtener asistencia médica.
- *NO* intente aplicar una técnica de primeros auxilios si no está seguro de cómo hacerlo. Espere más bien el SMU.
- *NO* bloquee las vías respiratorias de una víctima inconsciente. Si la víctima está inconsciente:
  - *NO* le dé comida ni bebida.
  - *NO* le ponga una almohada debajo de la cabeza.
  - *NO* lo haga descansar sobre la espalda si ha vomitado, a menos que tenga que aplicarle resucitación boca a boca o RCP.

- *NO* mueva a la víctima si sospecha que tiene una lesión vertebral, a menos que sea absolutamente necesario (*Véase "Traslado de una víctima de lesión vertebral"* en la página 124).
- *NO* sea rudo ni sacuda a la víctima. Use siempre movimientos suaves y delicados.
- *NO* sujete a una víctima si tiene convulsiones.
- *NO* induzca a vomitar a la víctima introduciéndole los dedos o cualquier otro objeto en la garganta.
- *NO* aumente el dolor de la víctima. Si la víctima encuentra cualquier posición o tratamiento incómodo, cámbielo o suspéndalo inmediatamente.
- *NO* extraiga un objeto incrustado (tal como un cuchillo). Estabilice el objeto en el lugar mediante un vendaje abultado. Jamás aplique presión directa en un objeto incrustado o en un hueso que sobresalga cuando intenta controlar una hemorragia.
- *NO* mueva un miembro lesionado (como un hueso roto o dislocado), sin sujetarlo e inmovilizarlo primero.

RCP

ACUÉRDESE DE LOS DEA

Los desfibriladores externos automáticos (DEA) son unos aparatitos fáciles de usar que envían una sacudida eléctrica al corazón para restablecer el ritmo cardíaco normal. Los DEA se encuentran cada vez con mayor frecuencia en lugares públicos, tales como los aeropuertos. Siempre que una víctima esté inconsciente, no respire y no tenga pulso, un DEA y un RCP pueden aumentar significativamente sus posibilidades de supervivencia (*Véase "Desfibriladores externos automáticos"* en la página 23).

HAGA DE LA PROTECCIÓN UNA PRIORIDAD

Siempre tenga presente que hay un riesgo de exponerse a una infección mientras da una RCP, especialmente si está ayudando a alguien que no conoce. El usar una máscara facial desechable para la respiración de salvamento lo protegerá de la saliva de la víctima y de una posible infección. También le servirá de protección a la víctima en el caso de que usted tenga una infección (*Véase "El riesgo de la enfermedad"* en la página 26).

RCP PARA ADULTOS Y NIÑOS MAYORES DE OCHO AÑOS

- Llame al 911 (SMU).
- Compruebe si la víctima está consciente. Puede verificarlo llamando a la víctima por su nombre o dándole una palmadita suave en el hombro.

SI LA VÍCTIMA ESTÁ CONSCIENTE Y RESPIRANDO

- Compruebe su pulso colocando dos dedos (pero no el pulgar) en la arteria carótida localizada a ambos lados del cuello. Usted puede encontrar esta arteria colocando los dedos en la nuez de Adán de la víctima, y luego deslizando los dedos hacia la base del cuello por el lado más cercano a usted.
- El estado de la víctima puede empeorar en cualquier momento, observe sus signos vitales (como se indica abajo) periódicamente e intente lo que sea necesario hasta que llegue el SMU.

SI LA VÍCTIMA ESTÁ CONSCIENTE PERO TIENE DIFICULTADES PARA RESPIRAR

- La víctima puede estar asfixiándose. Si esto parece ser el caso, realice la maniobra de Heimlich (*Véase "Maniobras de salvamento"* en la página 49).

SI LA VÍCTIMA ESTÁ INCONSCIENTE

- Coloque a la víctima de espaldas de manera que usted pueda comprobar sus signos vitales. Si la víctima yace de un lado o boca abajo, tendrá que darle vuelta. De ser posible, haga que otros lo ayuden a hacer lo siguiente:
  - Extiéndale las piernas con cuidado.
  - Use una mano para sostenerle la cabeza y el cuello, y coloque la otra mano en el costado de su cuerpo que está más distante de usted.
  - Rótele el cuerpo con un movimiento uniforme, manteniendo siempre la cabeza de la víctima alineada con su cuerpo.
  - *NO* le rote la cabeza, el cuello, los hombros o la pelvis.

Vías respiratorias

Abra las vías respiratorias de la víctima.

- Sitúese en un ángulo recto en relación con la víctima.
- Póngale una mano en la frente a la víctima y empújela con delicadeza hasta que la cabeza se incline hacia atrás.
- Coloque los dedos índice y del medio de su otra mano bajo la mandíbula inferior de la víctima.
- Si sospecha que hay una lesión en la columna vertebral (*Véase* la página 122), empiece por levantar solamente el mentón. Si esto no abre las vías respiratorias, échele la cabeza lentamente hacia atrás.

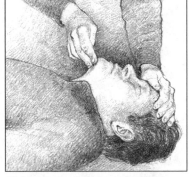

Abrir las vías respiratorias de la víctima.

Respiración

Mire, escuche y sienta la respiración de la víctima.

- *Mire:* ¿El pecho de la víctima se levanta y desciende?
- *Escuche:* Ponga el oído cerca de la nariz y la boca de la víctima. ¿Puede oír su respiración?
- *Sienta:* Ponga la mejilla cerca de la nariz y la boca de la víctima. ¿Puede sentir su respiración?

Si la víctima no respira, déle respiración de salvamento

- Mantenga la cabeza y el mentón de la víctima echados hacia atrás (como se ha descrito antes).
- Cierre la nariz de la víctima.
- Inhale profundamente.
- Ajuste bien su boca sobre la de la víctima.
- Sople dos veces lentamente, cerciorándose de que el pecho de la víctima asciende cada vez, y luego desciende antes de insuflarle otro soplo. Cada soplo debe durar de medio a dos segundos.

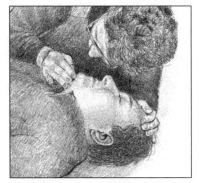

Comprobar la respiración de la víctima.

Si la víctima sigue sin respirar, es probable que tenga bloqueadas las vías respiratorias. Usted debe tratar de desalojar el objeto que las obstruye (*Véase "Maniobras de salvamento"* en la página 49).

Circulación

- Busque el pulso: coloque dos dedos (pero no el pulgar) en la arteria carótida localizada a cada lado del cuello. Usted

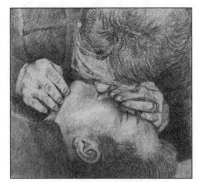

Dar respiración de salvamento.

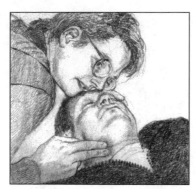

Comprobar el pulso.

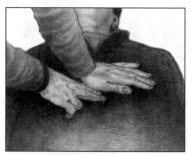

Localizar el esternón y el sitio para la compresión pectoral.

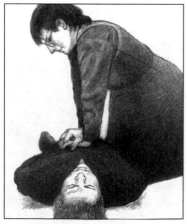

Comprimir el pecho de la víctima.

puede encontrar esta arteria colocando los dedos en la nuez de Adán de la víctima, y luego deslizando los dedos hacia la base del cuello por el lado que le queda más cerca. Válgase de la otra mano para mantener inclinada la cabeza de la víctima.

- Localice cualquier hemorragia grave y deténgala.
- Observe la piel de la víctima (la falta o ausencia de circulación se refleja en la piel fría, húmeda y pálida). En las personas de tez clara pueden aparecerle una sombra azulosa o grisácea en los labios y alrededor de la boca. En las personas de tez oscura, compruebe el color de la cama de la uña o de la mucosa de la boca.

SI NO HAY CIRCULACIÓN, COMIENCE LA COMPRESIÓN DEL PECHO CON LA RESPIRACIÓN DE SALVAMENTO

- Mantenga una mano sobre la frente de la víctima para que conserve la cabeza inclinada. Con la otra mano, localice la base del esternón en el centro del pecho, donde las costillas forman una "V".
- Con una mano ponga el dedo del medio en la "V", y el índice junto a él. Coloque el tenar o base de la otra mano al lado y encima de su dedo índice. Quite los dedos de la "V" y ponga la base de esta mano sobre el dorso de la otra, entretejiendo los dedos.
- Ponga sus hombros directamente sobre las manos, cambiando así su peso hacia adelante y hacia arriba. Los brazos deben estar alineados con los hombros cerrados.
- Traslade su peso a las manos, comprima el pecho de la víctima de una y media a dos pulgadas (tres a cinco centímetros). Cerciórese de presionar directamente hacia abajo. Haga esto quince veces a un ritmo de aproximadamente más de una compresión por segundo (ochenta compresiones por minuto). Entre una y otra compresión, libere el peso de los brazos sin quitar las manos. Cuente en voz alta mientras presiona para mantener la secuencia.
- Supla dos soplos de salvamento, seguidas por quince compresiones. Repita esta secuencia hasta un total de cuatro ciclos (aproximadamente un minuto).
- Observe la respiración y el pulso de la víctima.

- Si no ha recobrado el pulso, reanude la RCP hasta que el SMU llegue o hasta que usted se encuentre demasiado exhausto para continuar.
- Si ha recobrado el pulso pero no respira, suspenda las compresiones y continúe la respiración de salvamento.
- Si ha recobrado la respiración y el puso, coloque a la víctima en postura de recuperación (*Véase* la página 176) y vigílela hasta que llegue el SMU.

RCP PARA NIÑOS PEQUEÑOS (DE UNO A OCHO AÑOS)

- Compruebe si el niño está consciente. Puede comprobarlo llamando al niño por su nombre o palmeándole el hombro suavemente.
- Comience primero las técnicas de resucitación (vea lo que sigue).
- Llame al 911 (SMU) si el niño no se recupera completamente.

Si el niño está consciente y respirando

- Compruebe su pulso colocando dos dedos (pero no el pulgar) en la arteria carótida localizada a ambos lados del cuello. Usted puede encontrar esta arteria colocando los dedos en la nuez de Adán del niño, y luego deslizando los dedos hacia la base del cuello por el lado más cercano a usted.
- El estado de una víctima puede empeorar en cualquier momento, observe sus signos vitales (cómo sigue) periódicamente e intente lo que sea necesario hasta que llegue el SMU.

Si el niño está consciente pero tiene dificultades para respirar

- La víctima puede estar asfixiándose. Si esto parece ser el caso, realice la maniobra de Heimlich (*Véase "Maniobras de salvamento"* en la página 49).

Si el niño está inconsciente

- Coloque al niño de espaldas de manera que usted pueda comprobar sus signos vitales. Si el niño yace de lado o boca abajo, tendrá que darle vuelta. De ser posible, haga que otros lo ayuden a hacer lo siguiente:

LOS NIÑOS Y LA ASFIXIA

Cuando un niño tiene dificultades para respirar, la culpa suele tenerla el bloqueo de las vías respiratorias (asfixia) más que un problema cardíaco. Si un niño parece que se asfixia, su *primer* paso es comenzar las técnicas de resucitación (incluida la maniobra de Heimlich) antes de hacer ninguna otra cosa. Hágala adecuadamente, ya que con frecuencia estas técnicas pueden desalojar el cuerpo extraño, despejar las vías respiratorias del niño y hacer que recobre la respiración (*Véase también "Asfixia"* en la página 47).

RCP

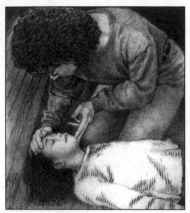

Abrir las vías respiratorias del niño.

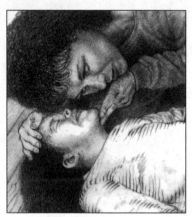

Comprobar la respiración del niño.

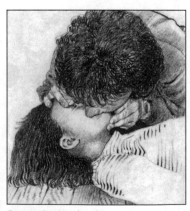

Dar respiración de salvamento.

- Extiéndale las piernas con cuidado.
- Use una mano para sostenerle la cabeza y el cuello y coloque la otra mano en el costado de su cuerpo que está más distante de usted.
- Rótele el cuerpo con un movimiento uniforme, manteniendo siempre la cabeza del niño alineada con su cuerpo.
- *NO* le rote la cabeza, el cuello, los hombros o la pelvis.

VÍAS RESPIRATORIAS

Abra las vías respiratorias del niño

- Sitúese en un ángulo recto en relación con el niño.
- Póngale una mano en la frente al niño y empújela con delicadeza hasta que la cabeza se incline hacia atrás.
- Coloque los dedos índice y del medio de su otra mano bajo la mandíbula inferior del niño.
- Si sospecha que hay una lesión vertebral (*Véase* la página 122), empiece por levantarle solamente el mentón. Si esto no abre las vías respiratorias, échele la cabeza lentamente hacia atrás.

RESPIRACIÓN

Mire, escuche y sienta la respiración de la víctima.

- *Mire:* ¿El pecho del niño se eleva y desciende?
- *Escuche:* Ponga el oído cerca de la nariz y la boca del niño. ¿Puede oír su respiración?
- *Sienta:* Ponga la mejilla cerca de la nariz y la boca del niño. ¿Puede sentir su respiración?

SI EL NIÑO NO RESPIRA, DÉLE RESPIRACIÓN DE SALVAMENTO

- Mantenga la cabeza y el mentón del niño echados hacia atrás (como se ha descrito antes).
- Cierre la nariz del niño.
- Inhale profundamente.
- Ajuste bien su boca sobre la del niño.
- Sople dos veces lentamente, cerciorándose de que el pecho del niño asciende cada vez, y luego desciende antes

de insuflarle otro soplo. Cada soplo debe durar de uno y medio a dos segundos.

Si el niño sigue sin respirar, es probable que tenga bloqueadas las vías respiratorias. Usted debe tratar de desalojar el objeto que las obstruye (*Véase "Maniobras de salvamento"* en la página 49).

CIRCULACIÓN

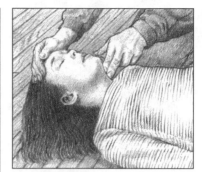
Comprobar el pulso.

- Busque el pulso: coloque dos dedos (pero no el pulgar) en la arteria carótida localizada a cada lado del cuello. Usted puede encontrar esta arteria colocando los dedos en la nuez de Adán del niño, y luego deslizando los dedos hacia la base del cuello por el lado que le queda más cerca. Válgase de la otra mano para mantener inclinada la cabeza del niño.

- Localice cualquier hemorragia grave y deténgala.

- Observe la piel del niño (la falta o ausencia de circulación se refleja en la piel fría, húmeda y pálida). En niños de tez clara pueden aparecerle una sombra azulosa o grisácea en los labios y alrededor de la boca. En niños de tez oscura, compruebe el color de la cama de la uña o de la mucosa de la boca.

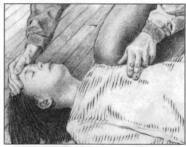
Localizar el sitio para la compresión pectoral.

SI NO HAY CIRCULACIÓN, COMIENCE LA COMPRESIÓN DEL PECHO CON LA RESPIRACIÓN DE SALVAMENTO

- Mantenga una mano sobre la frente del niño para que conserve la cabeza inclinada. Con la otra mano, localice la base del esternón en el centro del pecho, donde las costillas forman una "V".

- Con una mano, ponga el dedo del medio en la "V", y el índice junto a él. Fíjese en la posición de su dedo índice. Levante los dedos y coloque el tenar o base de esta mano justo encima de donde estaba anteriormente su dedo índice. Quite los dedos del pecho del niño mientras lo presiona.

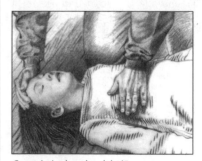
Comprimir el pecho del niño.

- Comprima el pecho del niño de una a una pulgada y media (2,5 a 3,0 centímetros). Cerciórese de presionar directamente hacia abajo. Aplique cinco compresiones en aproximadamente tres segundos (a un ritmo de unas cien compresiones por minuto). Libere el pecho entre una compresión y otra, alzando el cuerpo pero sin mover o levantar las manos. Cuente en voz alta mientras presiona para mantener la secuencia.

- Observe la respiración y el pulso del niño.
  - Si no ha recobrado el pulso, reanude la RCP hasta que el SMU llegue o hasta que usted se encuentre demasiado exhausto para continuar.
  - Si ha recobrado el pulso pero no respira, suspenda las compresiones y continúe la respiración de salvamento.
  - Si ha recobrado la respiración y el pulso, coloque al niño en postura de recuperación (*Véase* la página 176) y vigílelo hasta que llegue el SMU.

RCP PARA INFANTES (MENORES DE UN AÑO)

- Compruebe si el bebé está consciente. Usted puede comprobarlo palmeándole el hombro suavemente.
- Comience primero las técnicas de resucitación (vea lo que sigue).
- Llame al 911 (SMU) si el bebé no se recupera completamente.

SI EL BEBÉ ESTÁ CONSCIENTE Y RESPIRANDO

- Compruebe su pulso colocando dos dedos (pero no el pulgar) en la arteria braquial localizada en el lado interno del brazo, entre el codo y la axila del bebé.
- El estado de una víctima puede empeorar en cualquier momento, así que observe sus signos vitales (como sigue) periódicamente e intente lo que sea necesario hasta que llegue el SMU.

SI EL BEBÉ ESTÁ CONSCIENTE PERO TIENE DIFICULTADES PARA RESPIRAR

- El bebé puede estar asfixiándose. Si este parece ser el caso, lleve a cabo maniobras de salvamento (*Véase* la página 49).

SI EL BEBÉ ESTÁ INCONSCIENTE

- Coloque al bebé de espaldas de manera que usted pueda comprobar sus signos vitales. Si el bebé yace de lado o boca abajo, tendrá que darle vuelta haciendo lo siguiente:

LOS NIÑOS Y LA ASFIXIA

Cuando un niño tiene dificultades para respirar, la culpa suele tenerla la obstrucción de las vías respiratorias (asfixia) más que un problema cardíaco. Si un niño parece que se asfixia, su *primer* paso es comenzar las técnicas de resucitación (incluida la maniobra de Heimlich) antes de hacen ninguna otra cosa. Si se hacen adecuadamente, con frecuencia estas técnicas pueden desalojar el cuerpo extraño, despejar las vías respiratorias del niño y hacer que recobre la respiración (*Véase* también *"Asfixia"* en la página 47).

- Extiéndale las piernas con cuidado.
- Use una mano para sostenerle la cabeza y el cuello y coloque la otra mano en el lado de su cuerpo que está más distante de usted.
- Rótele el cuerpo con un movimiento uniforme, manteniendo siempre la cabeza del bebé alineada con su cuerpo.
- *NO* le rote la cabeza, el cuello, los hombros o la pelvis.

Vías respiratorias

Abra las vías respiratorias del bebé.

- Sitúese en un ángulo recto con relación al bebé.
- Póngale una mano en la frente al bebé y empújela con delicadeza hasta que la cabeza se incline hacia atrás.
- Coloque los dedos índice y del medio de su otra mano bajo la barbilla del bebé a fin de levantarle la mandíbula. *NO* use el pulgar.
- Si sospecha que hay una lesión vertebral (*Véase* la página 122), empiece por levantarle tan sólo la barbilla. Si esto no abre las vías respiratorias, échele la cabeza lentamente hacia atrás.

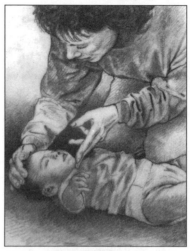

Abrir las vías respiratorias del bebé.

Respiración

Mire, escuche y sienta la respiración del bebé.

- *Mire:* ¿El pecho del bebé se eleva y desciende?
- *Escuche:* Ponga el oído cerca de la nariz y la boca del bebé. ¿Puede oír su respiración?
- *Sienta:* Ponga la mejilla cerca de la nariz y la boca del bebé. ¿Puede sentir su respiración?

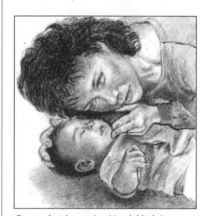

Comprobar la respiración del bebé.

Si el bebé no respira, déle respiración de salvamento

- Mantenga la cabeza y el mentón del bebé echados hacia atrás (como se ha descrito antes).
- Cierre la nariz del bebé.
- Inhale profundamente.
- Ajuste bien su boca sobre la del bebé.

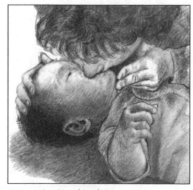

Dar respiración de salvamento.

RCP

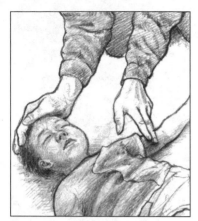

Comprobar el pulso del bebé.

• Sople dos veces lentamente, cerciorándose de que el pecho del bebé asciende cada vez, y luego desciende antes de insuflarle otro soplo. Cada soplo debe durar de uno y medio a dos segundos.

Si el bebé sigue sin respirar, es probable que tenga obstruidas las vías respiratorias. Usted debe tratar de desalojar el objeto que las obstruye (*Véase "Maniobras de salvamento para bebés"* en la página 53).

CIRCULACIÓN

• Busque el pulso: coloque dos dedos (pero no el pulgar) en la arteria braquial localizada en el lado interno del brazo, entre el codo y la axila del bebé. Válgase de la otra mano para mantener inclinada la cabeza del bebé.

• Localice cualquier hemorragia grave y deténgala.

• Observe la piel del bebé (la falta o ausencia de circulación se refleja en la piel fría, húmeda y pálida). En bebés de tez clara pueden aparecerles una sombra azulosa o grisácea en los labios y alrededor de la boca. En bebés de tez oscura, compruebe el color de la cama de la uña o de la mucosa de la boca.

SI NO HAY CIRCULACIÓN, COMIENCE LA COMPRESIÓN DEL PECHO CON LA RESPIRACIÓN DE SALVAMENTO

• Mantenga una mano sobre la frente del bebé para que conserve la cabeza inclinada.

• Trace una línea imaginaria que conecte las tetillas del bebé. Coloque tres dedos sobre el esternón con el índice justo debajo de esta línea imaginaria.

• Levante el índice y use los otros dos dedos para ejercer la compresión. Cerciórese de presionar directamente hacia abajo.

• Comprima el pecho del bebé de una a una pulgada y media (2,5 a 3,0 centímetros). Aplique cinco compresiones en aproximadamente tres segundos (a un ritmo de unas cien compresiones por minuto). Libere el pecho entre una compresión y otra alzando el cuerpo pero sin mover o levantar los dedos. Cuente en voz alta mientras presiona para mantener la secuencia.

• Déle una respiración de salvamento, seguida por cinco

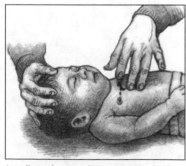

Localizar el punto de compresión y comprimir el pecho del bebé.

compresiones. Repita esta secuencia hasta un total de cuatro ciclos (aproximadamente un minuto).

- Compruebe el pulso y la respiración del bebé.
  - Si no ha recobrado el pulso, reanude la RCP hasta que el SMU llegue o hasta que usted se encuentre demasiado exhausto para continuar.
  - Si ha recobrado el pulso pero no respira, suspenda las compresiones y continúe la respiración de salvamento.
  - Si ha recobrado la respiración y el pulso, coloque al bebé en postura de recuperación (*Véase* la página 176) y vigílelo hasta que llegue el SMU.

Desfibriladores externos automáticos

Cuando una víctima no tiene pulso, significa que su corazón ha cesado de bombear sangre alrededor del cuerpo. Esto se llama paro cardíaco. Ocurre con frecuencia cuando el corazón experimenta un malfuncionamiento eléctrico y comienza a latir de un modo anormal y caótico (llamado fibrilación ventricular), que causa que la función de bombeo del corazón se detenga inmediatamente.

La técnica de salvamento de la RCP (descrita anteriormente) restaura algún flujo sanguíneo en una víctima de paro cardíaco y gana un tiempo importante en lo que llega el SMU. Pero la RCP por sí sola no revierte completamente el paro cardíaco. La mejor manera de lograr eso es con la desfibrilación. Esta técnica le suministra un choque eléctrico al corazón para restablecer el ritmo cardíaco normal.

Los desfibriladores (los aparatos que se usan para suministrar el choque eléctrico) han sido usados por los médicos durante mucho tiempo en los centros hospitalarios o por personal adiestrado en los mismos sitios donde se produce una urgencia para salvar víctimas de paros cardíacos. Los últimos avances en tecnología computarizada han producido el desfibrilador externo automático (DEA). Éste es una versión más simple y compacta del desfibrilador tradicional y puede usarse en diversos escenarios y por toda una variedad de personas, aunque la autorización para usar un DEA varía de un estado a otro.

Cada vez más, los DEA están siendo colocados en

sitios públicos, tales como estadios, edificios de oficinas y aviones. Esto es una buena noticia teniendo en cuenta que las tasas de supervivencia en las víctimas de paros cardíacos han aumentado notablemente gracias a los DEA.

Funcionar y mantener un DEA es algo sencillo y directo y en muchos estados individuos sin preparación médica pueden usar los DEA si son debidamente adiestrados para usarlos. Compruebe con un abogado de la oficina del SMU de su localidad para enterarse cuál es la ley vigente al respecto en su área.

CÓMO USAR UN DEA

Un DEA, si se encuentra disponible en el escenario de una urgencia, debe usarse en conjunción con la RCP.

Sepa que existen varios modelos diferentes de DEA y que hay pequeñas variaciones en la aplicación o uso del aparato.

En el lugar donde ocurre una urgencia

- Coloque el DEA cerca del oído izquierdo de la víctima.
- Abra el DEA y échelo a andar.
- Descubra el pecho de la víctima.
- Fije las almohadillas de electrodos al pecho de la víctima: una a la derecha del esternón, entre el pezón y la clavícula; la otra, al borde del pezón izquierdo, justo debajo de la axila izquierda. Un diagrama que aparece en el estuche muestra la debida posición de las almohadillas. Aun si no se encuentren en la posición exacta, el DEA funcionará.
- "Despeje" a la víctima (esto significa que debe suspender la RCP y cerciorarse de que nadie la está tocando).
- Oprima el botón de análisis. El DEA analizará luego el ritmo cardíaco de la víctima para determinar si debe darle un eléctrochoque.

Si un electrochoque es lo indicado

- "Despeje" a la víctima.
- Oprima el botón de *shock*.
- Repita la operación hasta tres veces, si el *shock* es lo indicado.
- Si todavía no hay pulso, comience la RCP.

SI UN ELECTROCHOQUE NO ES LO INDICADO

- Compruebe el pulso de la víctima.

- Si hay pulso, verifique la respiración.

- Si no hay respiración, proporciónele respiración de salvamento. Si respira, rote a la víctima sobre el lado izquierdo en la posición de recuperación y obsérvela hasta que llegue el SMU.

- Si no hay pulso, reanude la RCP por un minuto y vuelva a verificar la presencia de signos vitales. Si aún no hay pulso, comience con los pasos del DEA otra vez (tal como se ha explicado antes).

La maniobra de Heimlich

La maniobra de Heimlich es un procedimiento sencillo y eficaz que se usa cuando una víctima se está asfixiando. Esta técnica de presión obliga a que el aire salga rápidamente de los pulmones de la víctima y desaloja el objeto que obstruye sus vías respiratorias. La maniobra de Heimlich conlleva presiones abdominales. Si la víctima es grande, ya debido a obesidad o a embarazo avanzado, o es menor de un año de edad, las presiones se aplican en el pecho; los golpes en la espalda constituyen otra maniobra de salvamento que se usa habitualmente con niños menores de un año.

   La asfixia es un incidente frecuente y en extremo peligroso. Al aprender la maniobra de Heimlich, la compresión pectoral y los golpes en las espalda, usted estará preparado y potencialmente salvará vidas. Para detalles completos sobre la realización de estas maniobras, *véase* "Asfixia" en la página 47.

PRECAUCIONES Y PAUTAS PARA EL RESCATISTA

¡No se convierta en víctima! Cómo evitarle lesiones al rescatista

En cualquier situación de urgencia hay riesgos. Los riesgos de la víctima pueden ser obvios, pero ¿qué pasa con los riesgos potenciales que corre usted, el rescatista? Debe estar consciente de su propio bienestar y hacer uso de la cautela y el sentido común en una situación de urgencia. Al hacer eso, no sólo estará salvaguardándose, sino también proporcionándole una ayuda más eficaz a la víctima.

SU ESTADO FÍSICO

Sea honesto consigo mismo. Si padece de una afección física que pudiera restringir su actividad o movimientos, tal como alguna lesión en la espalda o una enfermedad crónica como angina, esté consciente de sus limitaciones y manténgase dentro de ellas. Las situaciones de urgencia suelen exigir grandes esfuerzos: así que cerciórese de hacerle caso a su cuerpo y el mensaje que le esté communicando.

SU ESTADO EMOCIONAL

Como apuntamos al comienzo de este capítulo, hay algunos pasos que usted debe dar para lograr mantener la calma en un lugar donde se haya producido una urgencia. Pero si encuentra que el pánico y la ansiedad se están apoderando de usted, espere por el SMU. Para ser un rescatista eficaz debe poder controlar sus emociones. . . y sus acciones.

ESCENARIOS PELIGROSOS

Incendio, cables eléctricos caídos, agua congelada son sólo algunas de las situaciones peligrosas que podría encontrarse en su casa o en sus alrededores. Antes de intentar ayudar a una víctima en un ambiente inseguro, tenga en cuenta su propia seguridad y siempre proceda con cautela. Evalúe el escenario: si parece inseguro por cualquier razón o su usted sospecha de la existencia de un peligro, no proceda. Llame al 911 (SMU) y espere que lleguen. Recuerde, si llega a lesionarse, no podrá ayudar a la víctima y se convertirá en víctima usted mismo.

EL RIESGO DE UNA ENFERMEDAD

La sangre es un elemento común en muchas urgencias. Como rescatista, usted puede quedar expuesto a la sangre de la víctima, y la víctima también puede estar expuesta a su sangre. Esto puede resultar preocupante debido a que algunas enfermedades virales, tales como el VIH (el virus que causa el SIDA) y la hepatitis B y C, pueden propagarse a través de la sangre.

Cuando le proporcione primeros auxilios a un familiar cercano, pariente o amigo, usted probablemente sepa si la persona padece de alguna enfermedad o infección grave. Pero, si usted ayuda a un compañero de trabajo o a un extraño, usted nunca podrá estar seguro. Otra consideración es el estado de su propia salud. ¿Usted padece, o sospecha que padece, alguna grave enfermedad o infección que pudiera transmitirse a través de la sangre?

El adagio "más vale prevenir que lamentar" también se aplica a situaciones de urgencia. Tomando las siguientes precauciones, usted puede reducir el riesgo de enfermarse o de contagiar a la víctima.

- Siempre lávese las manos antes y después de prestar primeros auxilios.
- Si tiene una herida abierta, cúbrasela con esparadrapo.
- Si la víctima está sangrando, trate de reducir el contacto con la sangre mediante el uso de guantes estériles desechables o cualquier otro accesorio que le proteja del contacto directo, tales como guantes de goma, telas, vendas o envolturas plásticas.
- Trate de evitar el contacto con las ropas u otros objetos sucios de sangre u otros fluidos corporales.
- *NO* se lleve las manos a los ojos, la nariz o la boca mientras está prestando primeros auxilios.
- *NO* coma o bebe mientras presta primeros auxilios.

Busque atención médica inmediata si no está seguro sobre el estado de salud de la víctima y si ha estado en contacto con su sangre o sus fluidos corporales.

Cuando una víctima necesita respiración de salvamento, usted se verá expuesto a su saliva. Algunas enfermedades e infecciones graves se contagian a través de la saliva. Sin embargo, si piensa que podría encontrarse dando respiración de salvamento a una persona que no conoce bien, quizás le convenga comprar máscaras faciales desechables y guardarlas en su botiquín de primeros auxilios. Estas máscaras vienen en diferentes tallas para usarlas con adultos, niños o bebés y lo protegerá de la saliva de la víctima.

AVISO IMPORTANTE

Verifique con un abogado u otro servicio legal si las leyes del Buen Samaritano en su estado contemplan el uso del DEA.

Lo que usted debe saber sobre las leyes del Buen Samaritano

En algunas situaciones de urgencia, usted podría preocuparse de prestar primeros auxilios. ¿Qué pasa si algo sale mal? ¿Será usted responsable?

En la mayoría de los estados, se han promulgado leyes del Buen Samaritano para ofrecerles protección legal a personas que prestan primeros auxilios a otras lesionadas o enfermas. Estas leyes fueron creadas para responder a las preocupaciones de posibles rescatistas y para alentarles a prestar ayuda en situaciones de urgencia.

Según las leyes del Buen Samaritano, usted está protegido en la mayoría de los casos de ser demandado o ser hallado económicamente responsable, si actúa de buena fe y responsablemente al seguir las siguientes pautas básicas de primeros auxilios:

- Llamar al 911 (SMU) o al número de urgencia local.
- No mover a la víctima a menos que la situación sea insegura.
- Pedirle permiso a una víctima consciente antes de prestarle primeros auxilios.
- Observar a la víctima y atenderla hasta que llegue el SMU.
- No emplear tratamiento de primeros auxilios que excedan a su adiestramiento o a sus habilidades.

Las leyes del Buen Samaritano suponen que cada persona hará lo mejor a su alcance para salvar la vida de una víctima o para evitarle lesiones adicionales. En casos donde un rescatista ha sido descuidado o negligente o ha abandonado la escena (es decir, *no* ha hecho lo mejor a su alcance en favor de la víctima), un tribunal dictaminaría que la protección de estas leyes no tiene lugar. Sin embargo, esto es infrecuente, las personas demandadas por prestar servicios en un caso de urgencia son raras.

Usted puede encontrar más información acerca de las leyes del Buen Samaritano, y si las mismas existen en su estado, consultándole a un abogado o en la biblioteca de su localidad.

LISTA POR ORDEN ALFABÉTICO DE INCIDENTES QUE REQUIEREN PRIMEROS AUXILIOS

ABORTO INVOLUNTARIO

Véase "Hemorragia vaginal" en la página 100.

ABUSO INFANTIL

El abuso infantil puede adoptar varias formas: físico, emocional y sexual. Ciertos signos (página siguiente) pueden indicar qué tipo de abuso se presenta. Pero esté consciente de que muchos rasgos de estas conductas se combinan.

Todos los tipos de abuso afectan a un niño de incontables maneras, a veces de por vida. Por eso resulta vital el que se actúe decisivamente. Al enfrentar el problema, hacerse cargo de la situación y dar cuenta a las autoridades competentes, usted puede ayudar a terminar el abuso y proteger al niño ahora y en el futuro.

Indicadores

ABUSO FÍSICO
- Contusiones, marcas, quemaduras, huesos fracturados o cortaduras que no se pueden explicar
- Ropas raídas y apariencia desaliñada
- Miedo excesivo a los padres u otros adultos
- Conducta inusual, tanto sumamente agresiva como retraída
- Frecuente atención médica por lesiones que no tienen explicación

ABUSO SEXUAL
- Incomodidad, contusiones y hemorragia en la zona de los genitales

- Dolor al orinar
- Dificultad al sentarse o caminar
- Enfermedad venérea (transmitida por vía sexual)
- Embarazo
- Miedo excesivo a una persona o a un lugar
- Cambio súbito en el comportamiento
- Esforzarse mucho en complacer a los padres u otros adultos
- Conciencia súbita de los genitales y los actos sexuales
- Dibujos que representan actos sexuales

ABUSO EMOCIONAL

- Conducta infantil: chuparse el dedo, mecerse
- Retrasarse en la escuela
- Dificultades en el habla
- Problemas al dormir o al jugar
- Comportamiento antisocial o agresivo
- Retraimiento de la vida social y de las personas
- Intento de suicidio

Qué hacer (y qué no hacer)

SI EL NIÑO ESTÁ FÍSICAMENTE LESIONADO
O INCONSCIENTE

- Revise los signos vitales del niño, y proceda en consecuencia (*Véase* la página 10)
- Llame al 911 (SMU)
- Atienda cualesquiera lesiones físicas
- Para ayudar a evitar un *shock,* haga que el niño se acueste con las piernas elevadas (esto aumentará el flujo sanguíneo al corazón y al cerebro) y manténgale el calor del cuerpo con una manta o un abrigo (*Véase* la página 171). *EVITE* mover al niño si sospecha que se ha producido una lesión en la columna vertebral (*Véase* la página 122)
- Tranquilice al niño y espere con él la llegada del SMU

OTROS PASOS A DAR:

- Aliente al niño y hágale saber que puede confiar en usted
- Anímelo a contarle acerca del abuso

- Escuche cuidadosamente al niño y tómelo en serio
- Denuncie el abuso. Usted puede hablar con un médico, un maestro, un agente de la policía o alguien dedicado a la protección de niños
- Indague acerca de los servicios de apoyo y consejería

ABUSO Y ASALTO SEXUAL

El abuso sexual y el asalto sexual pueden ocurrirle a hombres y mujeres de todas las edades, clases y orientaciones. Estos delitos afectan tanto la mente como el cuerpo de las víctimas. (Para información sobre el abuso de menores, *véase "Abuso infantil"* página 29.)

Usted puede hacer mucho por ayudar a las víctimas de delitos sexuales, proporcionando ayuda no sólo a sus lesiones físicas sino también a sus lesiones emocionales.

Indicadores

ASALTO SEXUAL
- Contusiones y sangramiento en la zona genital
- Otras lesiones asociadas con el asalto, tales como marcas de posible estrangulación o puntapiés (patadas)
- Objetos incrustados en un orificio corporal
- Ansiedad extrema, temor o depresión
- Pérdida de la conciencia

ABUSO SEXUAL
- Incomodidad, contusiones y hemorragia en la zona genital
- Dolor al orinar
- Incomodidad al sentarse o caminar
- Miedo extremo de una persona o un lugar
- Cambio abrupto en el comportamiento
- Ansiedad, temor o depresión
- Enfermedad venérea (transmitida sexualmente)
- Embarazo

Qué hacer (y qué no hacer)

ASALTO SEXUAL

- Revise los signos vitales de la víctima, y proceda en consecuencia (*Véase* la página 10).
- Llame al 911 (SMU). Pídale a los transeúntes innecesarios que se vayan.
- Ofrézcale a la víctima alivio, apoyo y confianza. *NO* la deje sola.
- Para ayudar a evitar un *shock,* haga que la víctima se acueste con las piernas elevadas (esto aumentará el flujo sanguíneo al corazón y al cerebro) y manténgale el calor del cuerpo con una manta o un abrigo; (*Véase* la página 171). *EVITE* mover a la víctima si sospecha que se ha producido una lesión en la columna vertebral (*Véase* la página 122).
- *NO* deje que la víctima se cambie de ropa, se bañe, se cepille los dientes, se haga un lavado vaginal, orine o defeque. Esto es importante para preservar las pruebas.

SI HUBIERE SANGRE

- Lávese las manos con agua y jabón. Exponga la zona genital lo menos posible. *NO* lave la herida.
- Coloque una almohadilla estéril o un pedazo de tela limpia sobre la herida y aplique una presión directa constante. *NO* quite las vendas manchadas de sangre; más bien coloque otra encima para restañar la sangre. *NO* aplique presión directa a un objeto incrustado; presione firmemente a ambos lados de la lesión. *NO* extraiga el objeto incrustado, pero intente estabilizarlo usando telas o vendajes abultados.
- Si hubiera una intensa hemorragia vaginal, puede necesitar un paquete de almohadillas sanitarias o de retazos de tela limpios para detener la hemorragia (*véase* también la página 100).
- Aplique una bolsa de hielo o una compresa fría al área lesionada para reducir la inflamación.

ABUSO SEXUAL

- Ofrézcale consuelo a la víctima y hágale saber que puede confiar en usted

- Escuche con cuidado y tome a la víctima en serio
- Aliente a la víctima a denunciar el abuso
- Ayude a la víctima a encontrar servicios de apoyo y consejería

Sɪ ʟᴀ ᴠɪ́ᴄᴛɪᴍᴀ ꜱᴇ ᴇɴᴄᴜᴇɴᴛʀᴀ ꜰɪ́ꜱɪᴄᴀᴍᴇɴᴛᴇ ʟᴇꜱɪᴏ-
ɴᴀᴅᴀ ᴏ ɪɴᴄᴏɴꜱᴄɪᴇɴᴛᴇ
- Compruebe los signos vitales de la víctima, y proceda en consecuencia (*Véase* la página 10).
- Llame al 911 (SMU).
- Atienda cualquier lesión física
- Para ayudar a evitar un *shock*, acueste a la víctima con las piernas en alto (esto aumentará el flujo sanguíneo al corazón y al cerebro) y consérvele el calor del cuerpo con una manta o un abrigo (*Véase* la página 171). *EVITE* mover a la víctima si sospecha de una lesión en la columna vertebral (*Véase* la página 122).
- Tranquilice a la víctima y espere que llegue el SMU.

AHOGAMIENTO (POR INMERSIÓN)

El ahogamiento comienza cuando una persona lucha por mantenerse a flote en el agua. Cuando la persona intenta respirar, el agua puede entrarle tanto en el estómago como en los pulmones. Finalmente, las vías respiratorias se cierran y la respiración cesa. Si la víctima es rescatada antes de que la respiración se detenga, al evento se le llama *cuasi ahogamiento* (no ahogamiento).

Usted puede ayudar a una víctima a sobrevivir un cuasi ahogamiento reconociendo sus signos e iniciando la prestación de primeros auxilios.

Indicadores
- La víctima puede estar completamente vestida en el agua
- Pánico
- Lucha violenta
- Agitación de brazos
- Hundimiento del cuerpo con sólo la cabeza afuera
- Tos, farfulleo
- Pérdida de la conciencia

PAUTAS PREVENTIVAS

La seguridad del agua siempre debe tenerse en cuenta si usted está alrededor de una piscina, una laguna o incluso un charco. La supervisión, los aparatos personales de flotación (salvavidas), las lecciones de natación y el evitar drogas y alcohol antes o durante las actividades en el agua son algunos de los pasos que puede dar para ayudar a evitar un incidente de ahogamiento (*Véase "La seguridad en torno a la casa y en el jardín"* en la página 200, y *"Seguridad en el agua y en las embarcaciones"* en la página 218).

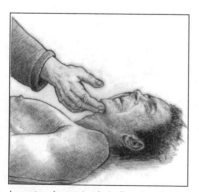

Levantar el mentón sin inclinar la cabeza hacia atrás.

Qué hacer (y qué no hacer)

- Saque a la víctima del agua tan rápidamente como sea posible (*véase "Técnicas de salvamento"* en las páginas 35 y 36).
- En una víctima inconsciente o en una víctima que se queje de dolor en el cuello, entumecimiento, hormigueo, o debilidad en los brazos o piernas, suponga que ha sufrido una lesión en la columna vertebral y haga todos los intentos posibles para minimizar los movimientos del cuello (*véase "Lesiones vertebrales"* en la página 122).
- Envíe a alguien a llamar al 911 (SMU).
- Recuerde que la hipotermia es siempre una preocupación en las víctimas que han estado a punto de ahogarse; una vez que la víctima esté en tierra firme, quítele las ropas mojadas y envuélvala en mantas tibias.

RESCATE DE UNA VÍCTIMA INCONSCIENTE

- Sujete a la víctima lo antes posible y voltéela con la cara hacia arriba.
- Rote la mitad superior de su cuerpo en un solo movimiento; no intente torcerle la cabeza.
- Abra las vías respiratorias de la víctima y evalúe sus signos vitales. Comience la respiración de salvamento si es posible, aunque llevar la víctima a tierra y garantizar la propia seguridad de usted son prioridades (*Véase* la página 35).
- Una vez en tierra, acueste a la víctima y cúbrala con mantas. Confirme los signos vitales y proceda en consecuencia (*Véase* la página 10). *NO* utilice compresiones abdominales (maniobra de Heimlich) para hacer que la víctima expulse el agua.
- *NO* mueva la cabeza o el cuello de la víctima. Intente levantarle el mentón sin echarle la cabeza hacia atrás (*Véase también* la página 123).

RESCATE DE UNA VÍCTIMA CONSCIENTE

- Lleve a cabo una operación de salvamento en agua o hielo (*Véase* las páginas siguientes).
- Si se sospecha una lesión vertebral (dolor en el cuello o debilidad, entumecimiento o parálisis en los brazos o en las piernas), mantenga a la víctima en el agua si es posi-

(*continúa en la página 36*)

TÉCNICAS DE SALVAMENTO

SALVAMENTO EN EL AGUA

- Primero, intente alcanzar a la víctima desde la orilla del agua, si es posible (a menos que la víctima se encuentre en agua helada; *Véase* la página siguiente) valiéndose de un palo largo, una rama o una cuerda. Idealmente, tenga a alguien que lo sujete mientras usted tira de la persona que está en el agua.

- Si la persona está demasiado lejos para alcanzarla desde la orilla, arroje un objeto flotante, tal como un salvavidas o una goma de repuesto inflada. Si se ata a una cuerda, tire de la víctima fuera del agua.
- Si hay un bote de remos disponible y usted sabe usarlo, reme hasta donde está la víctima. Arrójele un objeto flotante a la víctima, o haga que se sujete del bote mientras usted rema de regreso a la orilla.
- El último recurso es nadar hasta la víctima. Esto sólo debe hacerlo un experimentado salvavidas que sabe cómo controlar la operación de salvamento sin que la víctima lo sujete y lo hunda bajo el agua.

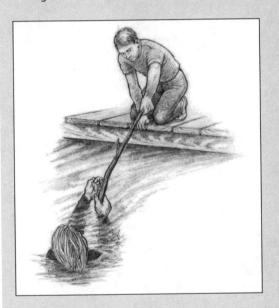

Rescatar a la víctima desde el borde del agua cuando la víctima está cerca.

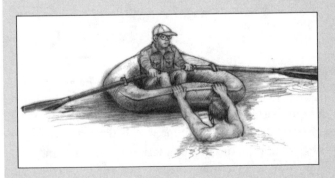

Usar un bote para rescatar a la víctima.

A

TÉCNICAS DE SALVAMENTO (continuación)

SALVAMENTO EN AGUAS HELADAS

- Haga que alguien llame al 911 (SMU) mientras usted intenta rescatar a la víctima.
- Si la víctima ha caído a través del hielo cerca de la costa, manténgase en la costa y tiéndale una vara, una tabla o una cuerda, y sáquelo del hielo y tráigalo a la costa.
- Si no puede alcanzar a la víctima desde la costa, tiéndase sobre el hielo y empuje un objeto largo delante de usted, tal como una vara o una escalera, para que la víctima pueda agarrarse de él. Deje que la víctima use el objeto para salir por sí misma fuera del agua.
- Si otras personas están presentes, formen una cadena humana. Algunas personas en la cadena deben tenderse sobre el hielo mientras otras deben permanecer de pie en la orilla prestos a halar la cadena.

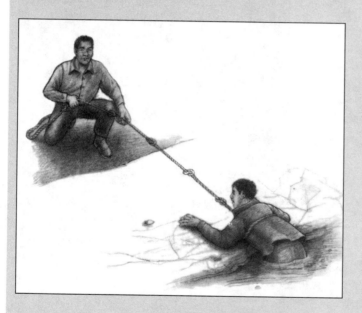

Operación de salvamento en agua helada cuando la víctima está cerca de la costa.

ble, a menos que la víctima esté en agua helada (*Véase* la página 122). Hágale flotar la cabeza alineada con el cuerpo, hasta que el SMU llegue con una camilla para colocarle debajo de la víctima y trasladarla a tierra firme.

- Si se piensa que no hay una lesión en la columna vertebral, saque a la víctima del agua, tiéndala en la costa o en una manta y reconfirme sus signos vitales. Acueste a la víctima sobre el lado izquierdo. Esto se llama la posición de recuperación y permitirá el drenaje de los fluidos por la boca. *NO* use compresiones abdominales (maniobra de Heimlich) para intentar que la víctima expulse el agua.

- Si la víctima se queja de dificultades respiratorias, llévela al centro médico más cercano para que la evalúen.

ALCOHOLISMO

El alcohol es la droga que más se consume en los Estados Unidos hoy día. El consumo excesivo de bebidas alcohólicas causa más de 200 mil muertes al año y es la causa principal de lesiones y accidentes graves.

El alcohol es un depresivo, lo cual significa que reduce o entorpece las respuestas, la coordinación, las facultades intelectivas y el juicio de una persona. Aunque el consumo de bebidas alcohólicas es una práctica socialmente aceptable, el alcohol es una droga y una sobredosis de alcohol puede causar pérdida del sentido y convulsiones. La respiración puede detenerse y lesionarse el sistema nervioso central.

Ayudar a una persona que ha consumido demasiado alcohol puede significar un reto, ya que puede ser agresiva o renuente a cooperar. Sin embargo, su ayuda de primeros auxilios puede ser decisiva para la víctima y ayudarlo a evitar una dependencia alcohólica a largo plazo.

Indicadores

- Fuerte olor a alcohol en el aliento o en la ropa
- Andar inestable o tambaleante
- Reflejos lentos
- Habla farfulleante
- Respiración profunda y ruidosa que puede tornarse débil
- Pulso rápido y débil
- Rostro sonrojado y sudoroso
- Náusea y vómitos
- Conducta inusual o irracional
- Mareo
- Inconsciencia

PARA MÁS INFORMACIÓN

Muchas organizaciones, tales como Alcohólicos Anónimos, ofrecen información y ayuda para combatir el alcoholismo (*véase* página 233).

A

Qué hacer (y qué no hacer)

- Verifique los signos vitales de la víctima y proceda en consecuencia (*Véase* la página 10).
- Llame al 911 (SMU).
- Evalúe a la víctima por cualesquiera lesiones. Esto puede resultar difícil, ya que una persona ebria puede no sentir dolor.
- *EVITE* mover a la víctima si sospecha que puede tener una lesión vertebral (*véase "Lesiones vertebrales"* en la página 122).
- Si la víctima está tendida, voltéela del lado izquierdo: Esta es llama la posición de recuperación. Ayudará a evitar y permitirá el drenaje de los fluidos le drenen de la boca (*véase* la página 176).
- Espere con la víctima hasta que llegue el SMU. Aliente y anime a la víctima para ayudarla a mantener la calma. Observe cuidadosamente cualquier cambio en su comportamiento, que puede ocurrir según el alcohol va siendo absorbido en su torrente circulatorio. *NO* se quede con la víctima si se torna violenta. Usted debe tener en cuenta también su propia seguridad. Váyase a un sitio más seguro y llame a la policía.
- Intente determinar si la víctima también ha ingerido drogas junto con el alcohol. Busque botellas o envases vacíos en la persona o en sus cercanías. Mezclar drogas y alcohol es muy peligroso. Si usted sospecha que esto ha ocurrido, no deje de decírselo al SMU.
- Si la víctima ha estado expuesta al frío durante algún tiempo, la hipotermia (baja temperatura del cuerpo *Véase* la página 105) puede ser posible. Traslade a la víctima a un lugar más cálido (a menos que no esté respirando o pueda tener una lesión en la columna vertebral), quítele cualquier ropa húmeda, y envuélvala en mantas tibias.
- Tenga presente que la víctima puede experimentar un síndrome de supresión de alcohol de 12 a 24 horas después de haber bebido el último trago. Puede presentar temblores y ser incapaz de comer o dormir. No deje de buscar asesoría médica si esto ocurre. En algunas víctimas, el *delirium tremens* (DT) o la violencia alcohólica puede presentarse de dos a cinco días después del último trago. Los signos del DT son fiebre, desorientación, tem-

blores intensos y alucinaciones. Si nota cualquiera de estos signos, llame inmediatamente al SMU.

ALUMBRAMIENTO (PARTO DE URGENCIA)

Un parto dura por lo general varias horas, de manera que hay tiempo de sobra para que una madre a punto de dar a luz vaya al hospital o, si ha hecho planes con antelación, sea atendida por una comadrona o un médico en su casa.

Sin embargo, el parto puede sobrevenir con mayor rapidez en madres que ya han dado a luz anteriormente o que han tenido partos rápidos antes. En el caso de un parto prematuro, éste también puede producirse inesperadamente. En estos casos, puede no haber tiempo para llegar al hospital, y usted puede tener que servir de partero o, al menos, ayudar hasta que llegue el SMU.

Indicadores
- Un embarazo previo o un parto anterior que fue rápido
- Ruptura de la fuente (ruptura de la bolsa de líquido amniótico)
- Las contracciones se producen con una frecuencia de menos de dos minutos y duran de 45 a 60 segundos
- Sensación de que se produce un movimiento intestinal
- Fuerte deseos de pujar
- La cabeza del bebé es visible en la cavidad vaginal

Qué hacer (y qué no hacer)
- Llame al 911 (SMU).
- Tranquilice a la madre; recuérdele que la mayoría de los partos se producen sin complicaciones.
- Reúna rápidamente todas las cosas que necesita (*Véase* recuadro).
- Lávese las manos con agua y jabón. Póngase guantes de látex estériles si los tiene.
- Encuentre un área bien iluminada que tenga una superficie amplia, plana y firme, tal como una cama o una mesa. Si no hubiera nada más, un área limpia en el suelo puede servir.

PROVISIONES PARA UN PARTO DE URGENCIA

- Suficientes sábanas, toallas y mantas limpias
- Almohadas
- Hojas plásticas o periódico
- Guantes de látex limpios
- Gasa estéril
- Perilla de goma para succión
- Manta de bebé
- Toallas sanitarias
- Tijera o cuchillo estéril; si no tiene tiempo o no puede esterilizar estos objetos, límpielos con agua enjabonada
- Hilo grueso o cordón de zapato
- Bolsas plásticas
- Envase, como un balde, para el vómito

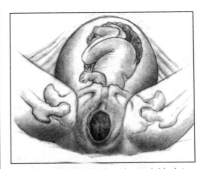
Primera aparición de la cabeza del bebé.

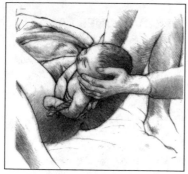

Apoyar la cabeza y los hombros del bebé cuando salen.

- Póngale pliegos plásticos o periódicos, y cúbralos con sábanas limpias u otro material.
- Coloque a la madre boca arriba con las rodillas dobladas y las piernas abiertas. Elévele las caderas con toallas. Otras posiciones pueden ser más cómodas para ella, tales como acuclillada, acostada sobre el lado izquierdo, o arrodillada.
- Quítele la ropa interior a la madre, y súbale el vestido hasta la cintura. Si lleva pantalones, quíteselos también.
- Tranquilice a la madre y anímela a hacer breves y rápidas inhalaciones de aire durante las contracciones. En el proceso del parto, ella puede vomitar o defecar. Tenga a mano, pues, un recipiente, que puede ser un balde o un tiesto cualquiera, así como un paño húmedo.
- *NO* intente retrasar el parto cerrándole las piernas.
- En un parto normal, la cabeza del feto aparecerá primero. Si los pies o los glúteos del bebé o el cordón umbilical aparecen primero (*Véase "Problemas del parto"* en la página 42).
- Cuando usted ve la cabeza, sosténgala con una mano mientras sale, evitando así que la criatura salga demasiado rápidamente. *NO* oprima las dos zonas blandas (fontanelas) localizadas cerca de la frente y de la región posterior de la cabeza.
- Si la cabeza del bebé todavía está encerrada en el saco amniótico, rómpalo delicadamente con los dedos y sepárelo de la cabeza y la boca del bebé.
- Cuando la cabeza ya haya salido, use su dedo índice para verificar si el cordón umbilical está alrededor del cuello del bebé. Si así fuese, trate de correrlo sobre la cabeza o los hombros de la criatura. Si no puede sacarlo, sujete y corte el cordón inmediatamente, valiéndose del siguiente procedimiento (*Véase* el recuadro en la página 41):
  - Use cordones de zapatos nuevos o dos pedazos de cuerda gruesa. *EVITE* usar hilo.
  - Ate el cordón en dos lugares, con los nudos aproximadamente de dos a cuatro pulgadas de distancia y en la parte donde el cordón envuelve el cuello del feto; ate los nudos firmemente.

- Usando una tijera o un cuchillo esterilizado (o limpio), corte cuidadosamente el cordón entre los dos nudos; el cordón luego se desenroscará del cuello del bebé.
- No se preocupe de lastimar a la madre o al niño; ellos no sienten ningún dolor cuando se corta el cordón.

- Limpie los fluidos de la boca y la nariz del bebé usando gasa esterilizada o succionando. Pídale a la madre que no empuje mientras usted hace esto.

- Sostenga al bebé con ambas manos mientras sale el resto del cuerpo.

- Cuando vea los pies, sujételos, manteniendo al bebé al mismo nivel de la vagina de la madre.

- Seque al bebé. Luego, usando una gasa estéril, límpiele la boca y la nariz. Si es posible, succiónelo también.

- Usualmente, el bebé comenzará a respirar por sí mismo. Si no lo hace, frótele la espalda, o dele una palmada con el dedo índice en las plantas de los pies. *NO* sujete al bebé por los pies y le dé nalgadas.

CORTAR EL CORDÓN UMBILICAL

Después de que nazca el bebé, el cordón puede quedarse intacto hasta que la madre y el niño lleguen al hospital. Si el personal médico no apareciera rápidamente, el cordón puede cortarse en la casa valiéndose del siguiente procedimiento:

- Use cordones de zapatos nuevos o dos pedazos de una cuerda gruesa. *EVITE* usar hilo.
- Ate uno de los pedazos de cuerda alrededor del cordón umbilical a unas 4 pulgadas (5 centímetros) del ombligo del bebé; ate el otro pedazo entre 2 y 4 pulgadas (2,5 y 5,0 centímetros) del primero, en dirección opuesta al bebé.
- Valiéndose de una tijera o un cuchillo esterilizados (o limpios) corte con cuidado el cordón entre los dos nudos.
- No se preocupe porque pueda lastimar a la madre o al niño: ellos no sienten ningún dolor cuando se corta el cordón.

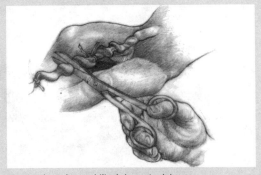

Cortar el cordón umbilical después del parto.

Para cortar un cordón que se ha enredado en el cuello de un bebé durante el parto, *véase* la página 42.

A

PROBLEMAS DEL PARTO

PRESENTACIÓN TRASERA

A veces, las nalgas o los pies del bebé aparecen primero que la cabeza. Este tipo de parto puede ser difícil y, de ser posible, debe ser hecho por personal clínico.

- Coloque a la madre boca abajo con los glúteos hacia arriba. Esto reducirá la presión en el canal del parto.
- Deje que el parto se desarrolle naturalmente.
- Si la cabeza del bebé no sale al cabo de tres minutos de salir el resto del cuerpo, el bebé corre peligro de asfixiarse. Dé los pasos siguientes:
  - *NO* trate de sacar la cabeza del bebé.
  - Ponga una mano en la vagina de la madre, con la palma de la mano hacia la cara del bebé.
  - Ponga sus dedos del otro lado de la nariz (del feto) y sepárelo de la pared vaginal.

- Anime a la madre a que se mantenga pujando. Siga separando la pared vaginal del feto, hasta que haya salido la cabeza.

PROLAPSO DEL CORDÓN UMBILICAL

Si el cordón umbilical es expulsado antes que el feto, puede resultar comprimido durante el parto, interrumpiendo el suministro de oxígeno del bebé.

- Ponga a la madre con la cabeza hacia abajo y los glúteos hacia arriba. Esto reducirá la presión en el canal del parto.
- Introdúzcale una mano en la vagina, y mantenga el cordón lejos del cuerpo del feto. *NO* intente reintroducir el cordón.
- Si el SMU no ha llegado aún, lleve a la madre al hospital inmediatamente, siga manteniendo el cordón separado del cuerpo del feto. Puede que sea necesario practicar una cesárea (en la que el feto nace a través del abdomen por cirugía).

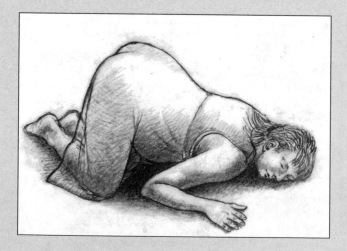

Posición para la madre que tiene un parto trasero o que ha sufrido prolapso del cordón umbilical.

- Si el bebé no respira, préstele de inmediato dos respiraciones de salvamento (*Véase* la página 20). Repita esta operación si fuera necesario hasta que el bebé comience a respirar.
- Envuelva al bebé en una manta tibia y acuéstelo de lado, con la cabeza ligeramente más baja que el cuerpo.
- Si el cordón umbilical no está cortado aún, puede dejarlo intacto (en los partos normales) hasta que la madre y el niño lleguen al hospital.
- Usted puede darle a beber líquidos a la madre, pero *NO* darle ninguna bebida que contenga alcohol.

LA PLACENTA

- Tomará de 5 a 30 minutos expulsar la placenta. Si no sale dentro de ese tiempo, puede producirse un sangramiento de consideración. Requiere inmediata atención médica.
- Nunca tire del cordón umbilical para lograr que la placenta salga más rápidamente. Darle un masaje delicado a la zona del útero (el área dura del bajo vientre) puede ayudar a acelerar el proceso y a reducir el sangramiento.
- Una vez que la placenta haya salido, envuélvala con el cordón umbilical en una toalla y guárdela en una bolsa plástica. Lleve la placenta al hospital para que el personal médico pueda examinarla.
- Coloque una toalla sanitaria sobre la vagina de la madre para absorber la sangre. Enderécele las piernas y ayúdela a mantenerlas juntas.

AMENAZA DE SUICIDIO O CONDUCTA SUICIDA

El suicidio, el acto de quitarse la propia vida, cobra víctimas de todas las edades y de todas clases y condiciones. El suicidio no es necesariamente un signo de enfermedad mental; puede también ser el resultado de otras condiciones y situaciones tal como el dolor extremo por la pérdida de un ser querido, así como el consumo de drogas o graves problemas financieros.

PARA MÁS INFORMACIÓN

Muchas organizaciones, tales como la Asociación Nacional de la Salud Mental, ofrecen información y remisiones sobre salud mental (*Véase* la página 250).

Siempre que usted observe las señales alarmantes del suicidio, tómelas en serio y cerciórese de que la víctima reciba inmediata ayuda profesional. Salvadas del suicidio, la mayoría de las personas pueden proseguir vidas productivas.

Indicadores

- Amenazas de suicidarse, o conversaciones acerca del suicidio
- Depresión: sentimientos de tristeza, culpa, indignidad o desesperanza abrumadores
- Agitación, cambios de humor, cambios de personalidad y dificultad para dormir
- Retraimiento prolongado de personas y actividades
- Conducta autodestructiva, tal como conducir temerariamente o tener relaciones sexuales riesgosas
- Delirios y alucinaciones
- Despedirse de amigos y familiares; súbitamente, redactar un testamento o hacer preparativos para un funeral

Qué hacer (y qué no hacer)

- Siempre tome en serio cualquier conversación o amenaza de suicidio.
- Pregúntele directamente a la persona sobre sus intenciones si [él o ella] no habla abiertamente del suicidio, pero usted sospecha que está pensando en él.
- Escuche atentamente a la persona y exprésele su preocupación y apoyo. *NO* deje a la persona sola. Esté con ella hasta que llegue la ayuda profesional.
- Ayude a la persona a buscar ayuda profesional inmediatamente. Llame al 911 (SMU) si es necesario.
- Ofrézcale apoyo permanente a la persona.

AMPOLLAS

Las ampollas se forman cuando un área de la epidermis se separa de la capa interna de la piel y forma una bolsa que se llena de líquido. Si un pequeño vaso sanguíneo se rompe mientras la ampolla se está formando, la bolsa se llenará de sangre.

Las ampollas pueden formarse por fricción (por ejemplo, en los pies por causa de zapatos ajustados) o por quemaduras químicas o de calor. En casi todos los casos, debe dejarse que la ampolla se cure por sí sola, aunque una ampolla producida por la fricción puede ser vaciada si es grande e interfiere con el uso de manos o pies. Cuando se tratan adecuadamente, las ampollas se curan rápidamente.

Indicadores

- Bolsa de fluido claro o sangre bajo la capa externa de la piel.
- Sensibilidad o dolor leve en la zona de la ampolla cuando se presiona.
- Rojez e hinchazón.

Qué hacer (y qué no hacer)

- La mayoría de las ampollas, especialmente las causadas por quemaduras, deben dejarse que se curen solas. La capa externa de la ampolla ofrece una protección estéril. Si no se revienta o se corta, la ampolla usualmente se curará por sí misma. El cuerpo absorberá lentamente el fluido o la sangre, y la ampolla desaparecerá.
- En el ínterin, mantenga limpia el área de la ampolla y, si está sujeta a rozaduras o irritaciones, cúbrala con una venda.
- Si la ampolla se revienta por sí sola, lave el área con un jabón antibacteriano y cúbrala con una venda.

PARA DRENAR UNA AMPOLLA GRANDE DE FRICCIÓN

- Limpie el área con jabón antibacteriano. Séquela y límpiela completamente con alcohol.
- Valiéndose de una aguja estéril, perfore la ampolla por varios lugares. Oprímala lentamente para que desaloje el fluido. *NO* quite la piel. Déjela para que le ofrezca una cubierta protectora.
- Aplíquele una crema antibiótica y cúbrala con un vendaje.
- Repita estos pasos si la ampolla se forma de nuevo.
- Si la ampolla es muy grande y dolorosa, o da señales de infección (inflamación, fiebre o vetas rojas), busque atención médica.

PAUTAS PREVENTIVAS

Puede evitar las ampollas usando medias y zapatos que le queden bien; usando guantes apropiados para las actividades, tales como jardinería, que conllevan trabajo con herramientas; y cubriéndose zonas expuestas al roce (causado por las tiras de sandalias, por ejemplo) con molesquina o esparadrapo.

A

PARA MÁS INFORMACIÓN

El Instituto Nacional de Trastornos Neurológicos (NINDS en inglés) puede proporcionar vasta información sobre trastornos neurológicos, incluida la apoplejía (*Véase* la página 241).

APOPLEJÍA

Una apoplejía (derrame cerebral, embolia), ocurre cuando el flujo sanguíneo al cerebro se reduce o está completamente bloqueado, privando al cerebro del oxígeno que es vital para su funcionamiento.

Existen dos tipos principales de apoplejías:

- *La apoplejía hemorrágica:* un vaso sanguíneo en el cerebro gotea o estalla. La sangre llena el tejido cerebral adyacente y lo lesiona. Las células cerebrales que se encuentran más allá de la ruptura no reciben sangre y también se afectan.
- *La apoplejía isquémica:* un coágulo de sangre u otro material obstruye un vaso sanguíneo en el cerebro.

Los efectos de una apoplejía dependen de cuánto del cerebro y qué área resultó lesionada. Aunque estos efectos pueden ser devastadores, sabemos que un reconocimiento y tratamiento de la apoplejía pueden reducir el daño y la incapacidad cerebrales. En efecto, la investigación ha demostrado que en algunas apoplejías isquémicas los medicamentos pueden ayudar a prevenir el daño cerebral si se administran en el curso de las tres horas que siguen a la aparición de los primeros síntomas. Por tanto, el advertir a tiempo los síntomas es decisivo para el tratamiento exitoso de la apoplejía.

Usted puede desempeñar un papel positivo y protagónico al familiarizarse con los primeros indicios de una apoplejía y de actuar rápidamente cuando aparecen.

Indicadores

- Súbito entumecimiento o debilidad de la cara, el brazo o la pierna, especialmente en un lado del cuerpo
- Súbita confusión, dificultad en el habla, o lenguaje difícil de entender
- Súbito problema visual en uno o en ambos ojos
- Súbito problema al andar, mareo, pérdida del equilibrio o la coordinación
- Súbito dolor de cabeza intenso sin ninguna causa conocida

Qué hacer (y qué no hacer)

- Compruebe los signos vitales de la víctima y proceda en consecuencia (*Véase* la página 10).
- Llame al 911 (SMU) o lleve a la víctima a la sala de urgencias.
- Coloque a la víctima en una situación cómoda.
- Si la víctima vomita, o pierde la conciencia, acuéstela sobre el lado izquierdo. Ésta se llama la posición de recuperación y ayudará a evitar los vómitos y a permitir el drenaje de los fluidos de la boca (*Véase* página 176).
- *NO* le dé a la víctima comida ni bebida.
- Siga observando los signos vitales de la víctima hasta que llegue el SMU.

ASFIXIA (OBSTRUCCIÓN DE LAS VÍAS RESPIRATORIAS)

La asfixia ocurre cuando un objeto se traba en la garganta y bloquea parcial o totalmente las vías respiratorias, por lo que respirar se hace difícil o imposible. Los adultos comúnmente se atoran con comida, mientras los niños con frecuencia se ahogan con pequeños juguetes, bolas o monedas.

El modo en que usted puede ayudar a una víctima de asfixia depende de la edad de la víctima, de si está consciente o no, y de si la víctima está embarazada o es obesa. Hay muchas cosas que usted puede hacer para ayudar a una víctima de asfixia a desalojar un cuerpo extraño de sus vías respiratorias, incluidos las compresiones abdominales (la maniobra de Heimlich, las compresiones pectorales, y los golpes en la espalda).

Indicadores

- Dificultad para hablar
- Dificultad para respirar
- Pánico
- Sujetar o apuntar hacia la garganta
- Tos
- Rojez en la cara que luego puede volverse coloración azul
- Convulsiones
- Pérdida de la conciencia

PAUTAS PREVENTIVAS

Para prevenir asfixia en niños pequeños, aléjelos de objetos pequeños, como monedas y juguetes diminutivos, y no les dé cacahuates (maníes), uvas enteras, perros calientes enteros o pedazos, crema de cacahuate o cualquier comida que pueda ser asfixiante. Tomar un curso de primeros auxilios básico es una buena idea (*Véase* la página 231).

A

Qué hacer (y qué no hacer)

ADULTOS Y NIÑOS (MAYORES DE UN AÑO DE EDAD)

Víctima consciente

SI LA VÍCTIMA PUEDE HABLAR, TOSE EFECTIVAMENTE, Y PARECE QUE ESTÁ HACIENDO UN BUEN ESFUERZO RESPIRATORIO

* Anímela a toser o a intentar desalojar el cuerpo extraño. *NO* ayude a la víctima a expulsar el cuerpo extraño, por ejemplo, golpeándole la espalda.
* No use compresiones abdominales o pectorales.

SI LA VÍCTIMA NO PUEDE HABLAR, Y TIENE TOS DÉBIL O DIFICULTADES RESPIRATORIAS

* Déle 5 compresiones abdominales (*Véase* el recuadro en la página 00).
* Si la víctima está embarazada o es obesa, use cinco compresiones pectorales, en lugar de abdominales (*Véase* el recuadro en la página 50).
* Repita esta maniobra hasta que el objeto resulte desalojado o la víctima pierda la conciencia.

Víctima inconsciente

* Envíe a alguien a llamar al 911 (SMU). Si está solo, llame al SMU después de atender a la víctima.
* Abra las vías respiratorias de la víctima:
  * Ponga una mano en la frente de la víctima e inclínela suavemente hacia atrás.
  * Ponga la otra mano bajo el hueso del mentón y levántelo, manteniendo abierta la boca de la víctima.
  * Si sospecha que se ha producido una lesión en la columna vertebral, *NO* mueva la cabeza o el cuello de la víctima. Trate de levantarle el mentón sin echarle la cabeza hacia atrás (*Véase* la página 123).
  * Compruebe la respiración de la víctima, observando si el pecho sube y baja. Escuche si el aire sale de la boca y la nariz de la víctima.

(*continúa en la página 51*)

MANIOBRAS DE SALVAMENTO

COMPRESIONES ABDOMINALES (MANIOBRA DE HEIMLICH; PARA ADULTOS Y NIÑOS MAYORES DE UN AÑO DE EDAD)

VÍCTIMA CONSCIENTE

- Sitúese detrás de la víctima y pásele los brazos alrededor de la cintura, sin tocarle las costillas.
- Cierre el puño de una mano y ponga el pulgar justo encima del ombligo y bastante debajo del esternón, aproximadamente a mitad del abdomen.
- Sujete el puño con la otra mano.
- Manteniendo sus codos apuntando hacia afuera, haga cinco compresiones, presionándole el puño hacia adentro con un rápido movimiento hacia arriba. Cada compresión tiene por objeto desalojar el cuerpo extraño y debe hacerse firme y separadamente.

VÍCTIMA INCONSCIENTE

- Ponga la víctima boca arriba.
- Siéntese a horcajadas sobre los muslos de la víctima.
- Coloque el tenar o base de una mano justo encima del ombligo y bastante debajo del esternón, aproximadamente a mitad del abdomen.
- Ponga la otra mano encima. Los dedos deben estar apuntando hacia la cabeza de la víctima.
- Presione hacia adentro y hacia arriba con cinco compresiones rápidos.

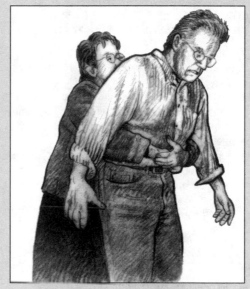

Compresión abdominal (maniobra de Heimlich) para un adulto consciente o un niño mayor de un año.

- Cada compresión tiene por objeto desalojar el cuerpo extraño y debe hacerse firme y separadamente.

Compresión abdominal (maniobra de Heimlich) para un adulto inconsciente o un niño mayor de un año.

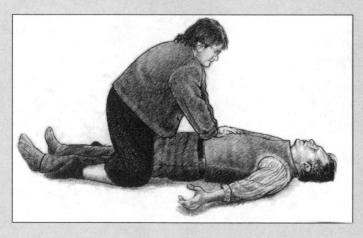

(continuá)

MANIOBRAS DE SALVAMENTO (continuación)

COMPRESIONES PECTORALES (PARA VÍCTIMAS OBESAS O EMBARAZADAS)

VÍCTIMA CONSCIENTE

- Sitúese detrás de la víctima y pásele los brazos por debajo de las axilas.
- Ponga un puño en el centro del esternón, en el medio de una línea imaginaria que pasa por ambos pezones.
- Sujete el puño con la otra mano.
- Manteniendo los codos hacia afuera, haga cinco compresiones pectorales, presionando el puño hacia adentro con un rápido movimiento hacia arriba. Cada compresión tiene por objeto desalojar el cuerpo extraño y debe hacerse firme y separadamente.

VÍCTIMA INCONSCIENTE

- Tienda a la víctima boca arriba. No se siente encima de ella. Sitúese más bien al lado, en ángulo recto con la víctima.
- Ponga el tenar o base de una mano en el centro del esternón, en el medio de una línea imaginaria que pasa por ambos pezones.
- Afirme su cuerpo sobre las manos, con los brazos rectos y los hombros cerrados.
- Haga cinco compresiones. Cada compresión tiene por objeto desalojar el cuerpo extraño y debe hacerse firme y separadamente.

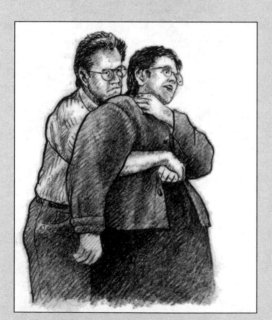

Compresión pectoral para una víctima consciente que está embarazada o es obesa.

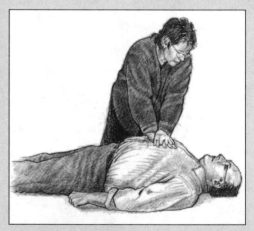

Compresión pectoral para una víctima inconsciente que está embarazada o es obesa.

- Si la víctima no está respirando:
  - Manténgale la cabeza inclinada y el mentón levantado como se ha descrito arriba.
  - Ciérrele la nariz.
  - Déle dos lentos soplos de salvamento. Insufle suficiente aire para que el pecho de la víctima se levante. Deje que el pecho descienda antes de darle el segundo soplo.
- Si el pecho no se levanta y el aire no entra:
  - Déle 5 compresiones abdominales.
  - Si la víctima está embarazada o es obesa, déle cinco compresiones pectorales (*Véase "Compresiones pectorales"* en la página 50).
  - Revísele la boca y trate de desalojar el cuerpo extraño. Con una mano, sujete la lengua y la mandíbula de la víctima y levante la mandíbula. Introduzca el índice de la otra mano por la parte interior de la mejilla, profundamente dentro de la boca. Si percibe el cuerpo extraño, agárrelo con el dedo y sáquelo. *Hágalo con cuidado, no sea que lo empuje más profundamente.*
  - Si no puede desalojar el cuerpo extraño, déle un soplo de salvamento, cinco compresiones abdominales (o pectorales) y revise la boca. Repita estos pasos hasta que desaloje el cuerpo extraño o hasta que llegue el SMU.

BEBÉS (RECIÉN NACIDOS HASTA UN AÑO DE EDAD)

Bebé consciente

SI EL BEBÉ TIENE UNA TOS FUERTE, GRITA Y PARECE QUE HACE UN GRAN ESFUERZO POR RESPIRAR
- Coloque al bebé en posición sedente (sentado).
- *NO* interfiera con la tos del bebé. *NO* lo ayude, por ejemplo, dándole palmaditas en la espalda.

SI EL BEBÉ TIENE UNA TOS DÉBIL, LABIOS AZULADOS, DIFICULTADES PARA RESPIRAR Y NO PUEDE GRITAR
- Dele cinco palmadas en la espalda (*Véase "Palmadas en la espalda para bebés"* en la página 53).

- Déle cinco compresiones pectorales (*Véase "Compresiones pectorales para bebés"* en la página 53).
- Alterne cinco palmadas en la espalda con cinco compresiones pectorales hasta que el cuerpo extraño sea desalojado o el bebé pierda la conciencia (véase abajo).

Bebé inconsciente

- Envíe a alguien a llamar al 911 (SMU). Si usted está solo, llame al SMU después de atender al bebé.
- Ponga al bebé boca arriba.
- Ábrale las vías respiratorias:
  - Ponga una mano en la frente del bebé e inclínela suavemente hacía atrás.
  - Ponga la otra mano bajo el hueso del mentón y levántelo, manteniendo abierta la boca del bebé. Si sospecha que se ha producido una lesión en la columna vertebral, *NO* mueva la cabeza o el cuello del bebé. Trate de levantarle el mentón sin echarle la cabeza hacia atrás.
  - Compruebe la respiración del bebé, observando si el pecho sube y baja, oyendo para ver si sale aire de la boca y la nariz del bebé y sintiendo el aire en su mejilla.
- Si el bebé no está respirando:
  - Manténgale la cabeza inclinada y el mentón levantado (como se ha descrito arriba).
  - Cúbrale la boca y la nariz con su boca.
  - Déle dos lentos soplos de salvamento. Insufle suficiente aire para que el pecho del bebé se levante. Deje que el pecho descienda antes de darle el segundo soplo.
- Si el pecho no se levanta y el aire no entra:
  - Déle palmadas en la espalda.
  - Déle compresiones pectorales.
  - Revísele la boca y trate de desalojar el cuerpo extraño. Con una mano, sujete la lengua y la mandíbula del bebé entre el pulgar y el índice, y luego levante la mandíbula. Si puede ver el cuerpo extraño, sáquelo, introduciendo el índice de la otra mano profundamente dentro de la boca hasta la base de la len-

MANIOBRAS DE SALVAMENTO PARA BEBÉS

**PALMADAS EN LA ESPALDA PARA BEBÉS
(MENORES DE UN AÑO DE EDAD)**

- Descanse su antebrazo en el muslo. Coloque al bebé boca abajo sobre su antebrazo recto, con la cabeza más baja que el cuerpo.
- Con una mano, sostenga la mandíbula del bebé entre sus dedos índice y pulgar.
- Con el tenar o la base de la otra mano, déle cinco palmaditas entre los omóplatos. Cada palmada tiene por objeto desalojar el cuerpo extraño y debe hacerse firme y separadamente.

**COMPRESIONES PECTORALES PARA BEBÉS
(MENORES DE UN AÑO DE EDAD)**

- Descanse su antebrazo en el muslo. Coloque al bebé boca arriba sobre su antebrazo recto, con la cabeza más baja que el cuerpo.
- Use una mano para apoyar la cabeza y el cuello del bebé.
- Coloque los dedos índices y del medio de su otra mano en el esternón del bebé, justo debajo de los pezones.
- Déle cinco separados y distintos compresiones pectorales, presionando de media a una pulgada. Mantenga los dedos sobre el pecho del bebé entre una y otra compresión.

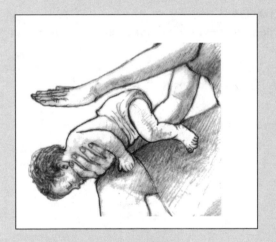

Palmada en la espalda de un bebé.

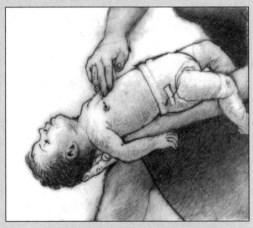

Compresión pectoral para un bebé.

gua. *Hágalo con cuidado, no sea que lo empuje más profundamente. NO* intente sacar un cuerpo extraño que usted no puede ver.

- Prosiga con un soplo de salvamento, cinco palmadas en la espalda y cinco compresiones pectorales hasta que desaloje al cuerpo extraño o hasta que llegue el SMU.

PARA MÁS INFORMACIÓN

La Asociación Estadounidense del Corazón (*American Heart Association*) es una buena fuente de información sobre la prevención y el tratamiento de las cardiopatías (*Véase* la página 241).

ATAQUE CARDÍACO

Un ataque cardíaco (infarto del miocardio) ocurre cuando existe un bloqueo (coágulo) en una de las arterias que suministra oxígeno al corazón. Sin este oxígeno, el músculo cardíaco se afecta e incluso cesa de latir (paro cardíaco).

Puede resultar difícil saber si un dolor o una presión en el pecho se debe a un ataque cardíaco o a cualquier otro problema, tal como indigestión o asma. Cuando tenga dudas, siempre busque asistencia médica de urgencia (*Véase también "Dolor en el pecho"* en la página 79).

Reconocer los signos de un ataque cardíaco y saber cómo dar los primeros auxilios, especialmente la RCP (resucitación cardiopulmonar; *véase* la página 13), puede salvar vidas.

Indicadores
- Presión, torsión, pesadez o dolor en el pecho, usualmente detrás del esternón
- Dolor que se extiende al hombro, el cuello, la mandíbula inferior, el brazo o la espalda
- Falta de aire
- Pulso débil y rápido
- Piel descolorida, fría y húmeda
- La piel en torno a la boca y en los labios se torna azulosa (*Véase* la página 4)
- Debilidad
- Náusea y vómitos
- Mareo
- Ansiedad
- Pérdida de conciencia

Qué hacer (y qué no hacer)
- Llame al 911 (SMU) inmediatamente. Determine si disponen de un desfibrilador externo automático (*véase* la página 23), en caso de que tengan que usarlo.
- Compruebe los signos vitales de la víctima y proceda en consecuencia (*véase* la página 10).

- Déle una aspirina a la víctima para masticar y tragar, a menos que le haya dicho que no toma aspirina.
- Coloque a la víctima en una posición vertical.
- Tranquilice y anime a la víctima.
- Si la víctima toma regularmente un medicamento llamado nitroglicerina para el dolor en el pecho, ayúdele a ponérselo debajo de la lengua. La víctima debe estar sentada o acostada para tomar este medicamento.
- Si hay oxígeno disponible, como en un avión o en el consultorio de un dentista, adminístreselo a la víctima.
- Continúe observando los signos vitales de la víctima cada diez minutos hasta que llegue el SMU.

ATAQUE DE ASMA

El asma es una afección —con frecuencia de por vida— que afecta la capacidad de las vías respiratorias de conducir el aire que entra y sale de los pulmones. Cuando una persona con asma se expone a ciertos irritantes (tales como el humo de un cigarrillo, el aire frío, o la contaminación ambiental), sus vías respiratorias se inflaman y bloquean el flujo del aire dificultando la respiración.

Muchos ataque de asma se presentan lentamente, de manera que puede tomarse algún medicamento para revertirlos. Si un ataque de asma se presenta de súbito y no es tratado adecuadamente, puede convertirse en algo grave y potencialmente resultar mortal. Afortunadamente, la mayoría de los ataques de asma graves pueden ser tratados con medidas adecuadas y rápidas.

Además, la gente puede aprender a predecir y prevenir que estos ataques vuelvan a ocurrir. Por ejemplo, un medidor de la potencia de exhalación es un importante instrumento preventivo que mide la máxima potencia con que el aire sale de los pulmones.

Este medidor ayuda a registrar los cambios en la respiración y puede señalar un posible ataque de asma en sus primeras etapas.

PARA MÁS INFORMACIÓN

Grupos como la Academia de Alergia, Asma e Inmunología, ofrecen mucha información sobre el asma (Véase la página 237).

Indicadores

ATAQUE LEVE A MODERADO
- La respiración se dificulta y es más agitada que lo usual
- La capacidad de exhalar se reduce
- Resuello asmático
- Opresión en el pecho
- Ensanchamiento de las fosas nasales
- Tos seca, especialmente de noche
- Aumento de las pulsaciones
- Piel descolorida y húmeda
- Ansiedad
- Vómitos
- Fiebre
- Somnolencia, escasa capacidad de concentración
- Reducción de la potencia de exhalación (máxima potencia que alcanza el aire que sale de los pulmones, según el medidor de la potencia de exhalación de la víctima)

ATAQUE GRAVE
- El tratamiento para el asma no produce ninguna respuesta o es necesario aplicarlo con una frecuencia mayor a cada cuatro horas
- La piel adquiere un tinte azuloso (señal de la falta de oxígeno en la sangre) (*Véase* también la página 4)
- El pulso se acelera (más de 120 latidos por minuto)
- La respiración se hace más difícil o inaudible (esto significa que la víctima no está moviendo la suficiente cantidad de aire para hacer algún ruido)
- Incapacidad de toser
- La potencia de exhalación es menos del cincuenta por ciento del mejor nivel alcanzado por la víctima (según su propio medidor de la potencia de exhalación)
- Colapso e inconsciencia

Qué hacer (y qué no hacer)

ATAQUE LEVE A MODERADO
- Compruebe los signos vitales de la víctima y proceda en consecuencia (*Véase* la página 10).

- Tranquilice a la víctima y colóquela en una posición cómoda. Suéltele cualquier ropa ceñida y quítele anillos o cualquier otra joya que la oprima.

- Las personas con asma con frecuencia tienen planes de acción (provistos por su médico) para enfrentarse a los ataques de asma. Pregúntele a la víctima si tiene un plan de acción. De ser así, siga las instrucciones.

- Pregúntele a la víctima sobre su tratamiento para el asma. Si está a la mano, adminístrele cuatro irrigaciones con su propio broncodilatador, luego otros cuatro a razón de uno por minuto (hasta alcanzar un total de ocho irrigaciones) para aliviar los síntomas. Este tratamiento le ayudará a dilatar las vías respiratorias, facilitando la entrada de aire. Si el tratamiento no alivia el ataque, llame al SMU (si ya no lo hubiere hecho). *EVITE* administrar ningún medicamento que no haya sido prescrito por el médico de la víctima.

- Si éste es el primer ataque de asma de la víctima y no hay ningún medicamento a mano, llame al SMU (si ya no lo hubiere hecho).

- Mientras espera por el SMU, siga tranquilizando a la víctima. La tensión y la ansiedad pueden aumentar la gravedad de un ataque de asma.

- Cuando llegue el SMU, haga que la víctima se lleve sus medicinas para mostrarle al médico lo que está tomando para esos ataques de asma.

- Intente determinar lo que provocó el ataque. Esta información es importante para evitar futuros ataques de asma.

ATAQUE GRAVE

- No se demore en obtener ayuda. Llame al 911 (SMU) inmediatamente.

- Inyecte a la víctima con epinefrina, si la tiene, según las instrucciones de su médico.

- Pregúntele a la víctima si tiene un plan de acción para enfrentarse con ataques de asma graves. De ser así, siga las instrucciones.

- Pregúntele a la víctima sobre su medicamento para el asma. Si lo tiene a mano, déle a la víctima cuatro rociaduras de su propio broncodilatador, luego cuatro más, a razón de una por minuto (hasta un total de ocho) para aliviarle los síntomas. Este medicamento ayudará a descongestionarle las vías respiratorias, facilitándole la entrada de aire. *EVITE* administrar ningún medicamento que no haya sido prescrito por el médico de la víctima.

- Si éste es el primer ataque de asma de la víctima y no hay ningún medicamento a mano, llame al SMU (si ya no lo hubiere hecho).

- Mientras espera por el SMU, siga tranquilizando a la víctima. La tensión y la ansiedad pueden aumentar la gravedad de un ataque de asma.

- Cuando llegue el SMU, haga que la víctima se lleve sus medicinas para mostrarle al médico lo que está tomando para esos ataques de asma.

- Intente determinar lo que provocó el ataque. Esta información es importante para evitar futuros ataques de asma.

CONGELACIÓN

La congelación —de la piel y, en casos graves, del tejido subyacente— ocurre cuando el cuerpo se ve expuesto a temperaturas por debajo del punto de congelación, y en la mayoría de los casos afecta la cara, las manos, las orejas y los pies.

La congelación puede ser superficial, en cuyo caso sólo la piel se ha congelado, o puede ser profunda, cuando afecta la piel y los tejidos subyacentes. No importa cuan grave sea la congelación, el tratamiento es el mismo. Siguiendo con cuidado los pasos que se enuncian a continuación, usted puede ayudar a evitar, o al menos a reducir a un mínimo, los serios daños de la congelación, aunque se encuentre en medio de un yermo remoto.

Indicadores

CONGELACIÓN SUPERFICIAL
- Piel roja e inflamada que se torna blanca, cerosa o amarilla grisácea.
- El área afectada está fría y entumecida.

PAUTAS PREVENTIVAS

Dedos de las manos y pies, narices y orejas están a riesgo de la congelación cuando hace frío. Siempre use ropa apropiada al disfrutar del aire libre. (Véase la página 216)

- La superficie de la piel está entumecida con tejido suave debajo.
- Se siente hormigueo y picazón al descongelarse.

CONGELACIÓN PROFUNDA

- El área afectada está fría, sólida y dura.
- Pérdida de la sensibilidad en el área previamente dolorosa y fría.
- Ampollas o inflamación pueden aparecer cuando se descongela.
- Dolor intenso al descongelarse.

Qué hacer (y qué no hacer)

- Lleve a la víctima a un lugar caldeado. Quítele cualquier ropa o alhaja del área afectada.
- Dele a la víctima bebidas tibias. *NO* deje que la víctima fume o beba alcohol.
- Observe si hay señales de deshidratación y proceda en consecuencia (*Véase "Deshidratación"* en la página 69).
- *NO* le dé masajes al área afectada ni la restriegue con nieve o agua fría.
- De ser posible, llame al SMU o lleve a la víctima a un centro médico. Si esto no es posible, le toca a usted reanimar a la víctima (devolverle el calor del cuerpo). *Véase* el recuadro abajo.

CÓMO REANIMAR A UNA VÍCTIMA DE CONGELACIÓN

- Coloque el área afectada en agua tibia (102° F a 105° F / 38,8° C a 40,5° C), *no* caliente. Si no tiene un termómetro, compruebe la temperatura del agua en la parte interna de su antebrazo. Manténgase añadiéndole agua tibia para mantener la temperatura estable. *NO* use calor directo, tal como una fogata, una botella de agua caliente, o un calentador, para recalentar a la víctima.

- Si la cara o las orejas están congeladas, remoje paños limpios en agua tibia y colóquelos en la zona afectada. Reemplace los paños a menudo con nuevos paños tibios.
- Recobrar el calor (en las áreas congeladas) puede resultar doloroso. Déle a la víctima acetaminofén o ibuprofén o, si se trata de un adulto, aspirina, para aliviar el dolor.
- El recalentamiento se termina cuando los tejidos de la víctima se sienten suaves al tacto y han recobrado la sensibilidad.

- *NO* intente calentar a la víctima hasta que no haya ningún riesgo de que vuelva a congelarse. Esta precaución se debe a que la mayor parte del daño de la congelación ocurre durante el proceso de congelación y descongelación.
- Después del recalentamiento, cubra el área afectada con vendas limpias y secas. Separe los dedos (de manos y pies) afectados con gasa estéril seca. *NO* rompa ninguna ampolla que pueda aparecer.
- De ser posible, eleve el área afectada por encima del nivel del corazón de la víctima para reducir la inflamación.
- Consiga atención médica para la víctima tan pronto sea posible.

CONVULSIONES

Una convulsión ocurre cuando las células cerebrales son estimuladas de manera anormal. Los signos y síntomas asociados dependen de qué parte del cerebro resulte estimulada.

El estímulo anormal del cerebro es causado por una afección o lesión subyacente, tal como una apoplejía, una fiebre alta sufrida en la niñez, o un ataque de eclampsia (una complicación del embarazo), una lesión en la cabeza, o envenenamiento. La epilepsia es una afección de convulsiones repetidas, cuya causa última no se conoce.

En algunos casos, las convulsiones severas, o aquellas de un origen desconocido, exigirán inmediata asistencia médica. Afortunadamente, la mayoría de las convulsiones no necesitan tratamiento médico. Su papel principal es ayudar a evitar una lesión durante el episodio y animar a la víctima cuando éste haya pasado.

Indicadores

CONVULSIONES NO MOTORAS O ANTES DE UNA CONVULSIÓN MOTORA
- Escuchar extraños sonidos
- Sensaciones gustativas, tales como un gusto metálico en la boca
- Alucinaciones

NO TODAS LAS CONVULSIONES SON IGUALES

Las convulsiones, al igual que muchas afecciones clínicas, pueden tener una amplia gama de severidad y síntomas.

CONVULSIÓN NO MOTORA

En el extremo más leve de la escala está una convulsión que conlleva un estado mental alterado (tal como un breve lapso de atención), pero ninguna contracción corporal. A esto se le llama una convulsión no motora (por ejemplo, el *petit mal*) y usualmente dura unos pocos segundos.

CONVULSIÓN MOTORA

Cuando una víctima experimenta movimientos espasmódicos del cuerpo, que pueden asociarse con babeo o dificultades respiratorias, está teniendo una convulsión motora, la cual puede implicar un solo miembro (convulsión focal) o todo el cuerpo (convulsión de *grand mal*). Con frecuencia la víctima percibe señales de advertencia de que una convulsión motora se aproxima.

* Sentido de *déjà vu*
* Confusión o estado mental alterado

CONVULSIÓN MOTORA
* Rigidez corporal
* Movimiento espasmódico de la cara y los miembros
* Ojos en blanco
* Babeo
* Pérdida del control vesical e intestinal
* Dificultades respiratorias
* Pérdida de la conciencia

DESPUÉS DE LA CONVULSIÓN
* Confusión
* Pérdida de memoria
* Sueño

Qué hacer (y qué no hacer)

CONVULSIÓN NO MOTORA
* Si usted sospecha que la víctima está teniendo una convulsión no motora, busque asistencia médica.

CONVULSIÓN MOTORA

- Si la víctima siente que una convulsión se aproxima, siéntela o acuéstela para evitar una caída.
- Si la víctima no está aún acostada, tiéndala en el piso. Pídale a los transeúntes que se vayan.
- Compruebe si la víctima lleva un collar o un brazalete de alerta médica.
- Záfele cualquier ropa ceñida, especialmente alrededor del cuello.
- Si *NO* sospecha de una lesión en la columna vertebral, coloque a la víctima sobre su lado izquierdo: Ésta se llama la posición de recuperación y permite el drenaje de los fluidos de la boca (*Véase* la página 176).
- Si sospecha que ha sufrido una lesión de la columna vertebral, rote con mucho cuidado a la víctima, sosteniéndole la cabeza y el cuello y manteniéndole siempre la cabeza alineada con el cuerpo. Si es posible, pida a tres o más personas que lo ayuden a hacer esto (*Véase* la página 123).
- Trate de proteger a la víctima de lesionarse a sí misma durante la convulsión, pero *NO* la sujete.
- *NO* inserte nada entre los dientes de la víctima.
- *NO* le dé a la víctima nada de comer o beber. Pero si la víctima padece de diabetes, póngale un cubito de azúcar debajo de la lengua.

DESPUÉS DE LA CONVULSIÓN MOTORA

- La mayoría de las convulsiones pasan en unos pocos minutos, pero esté preparado para un segundo episodio.
- Revise a la víctima por cualesquiera lesiones que le puedan haber ocurrido durante la convulsión y trátelas según sea necesario.
- En la mayoría de los casos, la víctima no necesitará atención médica.
- Deje a la víctima que duerma.

LLAME AL 911 (SMU) SI:

- La víctima no tiene epilepsia. Es importante que el personal médico determine la causa de la convulsión.
- La víctima tiene un segundo ataque inmediatamente después.

- La víctima parece enferma o lesionada.
- La víctima está embarazada o tiene alguna afección, tal como una dolencia hepática, cardiopatía, cáncer o diabetes.

CORTADURAS (LACERACIONES)

Una cortadura es una abrasión de la piel que puede causar una hemorragia externa y posiblemente una infección. Una cortadura puede ser lisa (causada por un cuchillo, por ejemplo) o desgarrada (causada por un objeto romo como un alambre de púas).

Usted puede tratar fácilmente las cortaduras leves con medidas sanitarias sencillas en casa, pero las cortaduras graves exigen puntos de sutura y tratamiento médico de urgencia.

Indicadores
- Cortadura en la piel
- Hemorragia de la cortadura
- Pulso rápido y débil
- Piel descolorida, fría y húmeda
- Sudoración

Qué hacer (y qué no hacer)
- Lávese las manos con agua y jabón. Use guantes si dispone de ellos.
- Quítele o córtele a la víctima cualquier ropa que oculte la herida, así como cualesquiera anillos u otras alhajas que la constriñan.
- Lave la herida con agua y jabón, removiendo toda la suciedad y desechos.
- Ejerza una presión directa para detener el sangramiento.
- Aplique una crema antibiótica a la herida y cúbrala con una gasa limpia y seca. *NO* use soluciones de yodo en las heridas, ya que estas soluciones pueden afectar los tejidos ya lesionados y producir una reacción alérgica en algunas personas.

PAUTAS PREVENTIVAS

Dondequiera que haya sangre en el escenario de una urgencia, se corre un riesgo de transmisión de ciertas enfermedades víricas del rescatista a la víctima o viceversa. Es por eso que resulta vital dar pasos tales como lavarse las manos y, de encontrarse a la mano, usar guantes. Al seguir éstas y otras precauciones, usted estará protegiendo tanto a sí mismo como a la víctima de posibles enfermedades (*Véase "Precauciones y pautas para el rescatista"* en la página 25).

C

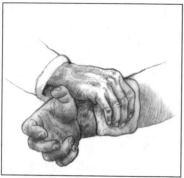

Aplicar presión directa en una herida.

- Si los bordes de la cortadura están abiertos, júntelos y asegúrelos con un vendaje de mariposa o cinta adhesiva.
- Observe la herida. Si aparecen señales de infección (dolor, inflamación, fiebre o rayas rojas), busque atención médica.

SI LA CORTADURA ES PROFUNDA Y LA HEMORRAGIA INTENSA

- Compruebe los signos vitales de la víctima, y proceda en consecuencia (*Véase* la página 10).
- Llame al 911 (SMU).
- Para ayudar a evitar el *shock,* acueste a la víctima con las piernas en alto (esto aumentará el flujo sanguíneo al corazón y al cerebro) y consérvele el calor del cuerpo con una manta o un abrigo (*Véase* la página 171). *EVITE* mover a la víctima si sospecha de una lesión en la columna vertebral (*Véase* la página 122).
- Controle la hemorragia mediante un apósito o almohadilla estéril o un pedazo de tela limpia sobre la herida, y aplicando una presión directa y constante. *NO* lave las heridas que sean profundas y sangrantes. *NO* quite los vendajes manchados de sangre; más bien, coloque otros vendajes encima para absorber la sangre.
- Si hay un objeto incrustado en la herida o un hueso que sobresale, *NO* le aplique una presión directa y *NO* extraiga el objeto incrustado; presione firmemente a ambos lados de la lesión. Nunca debe usarse la presión directa para tratar lesiones de los ojos (*Véase* la página 147) o lesiones en la cabeza en las cuales se sospeche que haya fractura del cráneo (*Véase* la página 114).
- Si la hemorragia no se detiene, aplique una presión mayor con ambas manos en un área más grande.
- De ser posible, eleve la herida por encima del nivel del corazón de la víctima, mientras mantiene la presión.
- Si la hemorragia continúa, oprima los puntos de presión de la víctima (en los lugares donde un vaso sanguíneo está cerca de la superficie de la piel y próximo a un hueso). Esto limitará el flujo de sangre a la herida. Existen dos principales puntos de presión:

- La *arteria femoral* en la ingle, donde la parte inferior del abdomen se encuentra con la parte interior del muslo (úselo para lesiones en las piernas): localice el pulso en la ingle. Luego, valiéndose de los dedos y con el brazo extendido, presione la arteria contra el hueso pélvico hasta que no pueda sentir el pulso. Use ambas manos si es necesario.

- La *arteria braquial* en la parte anterior y superior del brazo (úselo para lesiones en los brazos): puede encontrarla localizando el pulso debajo del músculo redondo de los bíceps, a medio camino entre la axila y el codo. Valiéndose de los dedos, presione la arteria hasta que no pueda sentir el pulso.

- Después que la hemorragia cese, o para liberar las manos a fin de examinar otras lesiones, aplique un vendaje de presión. Mientras hala firmemente, vaya enrollando una banda de gasa o una larga tira de tela sobre el apósito, que abarque toda la zona, arriba y abajo, de la herida. Divida en dos tiras el extremo del vendaje, y luego anúdelo firmemente encima de la herida. Un vendaje de presión

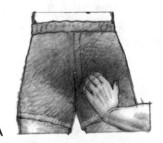
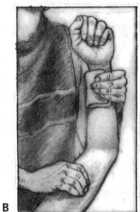

A

B

Localización de los principales puntos de presión. (A) Si el sangramiento de una pierna no pudiera pararse mediante la comprensión directa y la elevación, puede comprimirse la arteria femoral en la ingle para limitar el flujo sanguíneo a la pierna. (B) Asimismo, la arteria braquial en el brazo, entre la axila y el codo, puede comprimirse para limitar el flujo de sangre al resto del brazo.

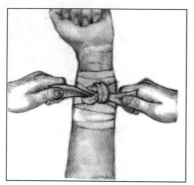

Aplicación de un vendaje de presión.

debe ser lo suficientemente ceñido para mantener la presión sobre la herida, pero no tan ceñido que interrumpa enteramente la circulación. Si el vendaje queda demasiado apretado, no se percibe el pulso más allá de la herida (según uno se aleja del tronco de la víctima) o la piel de la zona se torna azulosa.

- En general, un torniquete (una tira de algún material firmemente apretada, en torno a un miembro para detener el flujo de sangre) *NO* se recomienda, ya que podría lesionar los nervios y los vasos sanguíneos.
- Tranquilice a la víctima y quédese con ella hasta que llegue el SMU.
- Verifique el estado de la inmunización de la víctima contra el tétano. Si no está actualizada, puede necesitar una reactivación, especialmente si la cortadura se la hizo con un objeto sucio.

CUERPOS EXTRAÑOS EN OJOS, GARGANTA, NARIZ Y OÍDOS

Los cuerpos extraños, tales como pestañas, insectos, polvo, comida y pequeños juguetes, pueden alojarse en los ojos, los oídos, la nariz y la garganta. Esto les ocurre en la mayoría de los casos a niños pequeños, que tienden a meterse objetos en la nariz y los oídos. Tragarse objetos es común a esa edad también.

En la mayoría de los casos, un objeto puede ser extraído con facilidad en la casa, aunque los cuerpos extraños, especialmente los que se alojan en la garganta, pueden provocar una situación de urgencia. Usted puede prepararse para saber qué hacer —y qué no hacer— cuando un cuerpo extraño penetra en el cuerpo.

Indicadores

OJOS
- Dolor o rojez en el ojo
- Lagrimeo
- Visión borrosa
- Restregarse el ojo continuamente

OÍDO

- Dolor de oído
- Dificultad para oír
- Zumbido o movimiento que se siente en el oído

NARIZ

- Goteo nasal de una sola fosa
- Hurgarse la nariz continuamente
- Dificultad de respirar por la nariz
- Mal olor proveniente de la nariz

GARGANTA

- Dificultad para hablar
- Dificultad para respirar
- Pánico
- Sujetarse o señalarse la garganta
- Tos
- Cara roja que luego se torna azul
- Convulsiones
- Pérdida de la conciencia

Qué hacer (y qué no hacer)

OJO

- Dígale a la víctima que no se restriegue el ojo.
- Lávese las manos con agua y jabón.
- *NO* intente quitar el objeto que esté incrustado en el ojo (*Véase* la página 147).
- Pídale a la víctima que se siente frente a la luz.
- Examine primero el párpado inferior. Hálelo hacia abajo y pídale a la víctima que mire hacia arriba. Si usted ve el cuerpo extraño, extráigalo delicadamente con una torunda de algodón. *EVITE* aguijonear el ojo. También puede lavarlo con agua tibia: haga que la víctima incline la cabeza con el ojo lesionada hacia abajo. Enjuáguelo del lagrimal interior al lagrimal exterior.
- Si el objeto no está debajo del párpado inferior, levante el párpado superior. Si usted lo ve, extráigalo de la misma forma que se ha indicado antes.

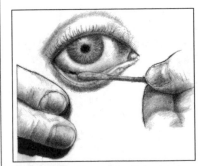

Extracción de un cuerpo extraño del ojo con un casquillo de algodón.

- Cubra los ojos con lentes oscuros o un vendaje suelto y busque ayuda médica si no puede ver el cuerpo extraño.

- Extrajo el cuerpo extraño pero los síntomas de la víctima se mantienen. Usted puede haber extraído sólo parte de él, o puede haberse producido una lesión en la córnea.

OÍDO

Un insecto

- Pídale a la víctima que se siente con el área afectada hacia arriba.

- Vea si el insecto se dispone a salir.

- Acerque una luz al oído. Algunos insectos se moverán hacia la luz y saldrán del oído. Otros, desafortunadamente, tratarán de escapar de la luz, y la víctima sentirá más dolor. Si ése es el caso, apague la luz inmediatamente.

- Si el insecto no ha salido del oído, vierta lentamente una cucharadita de aceite a temperatura ambiente (aceite de cocinar, aceite mineral o aceite para bebés) en el canal auditivo de la víctima para ahogar el insecto. *NO* derrame aceite en el oído de un niño si ha tenido tubos acústicos en sus oídos.

- Si usted no puede sacar el insecto, busque ayuda médica. *NO* intente sacar un insecto con pinzas o casquillos de algodón; esto puede hacerlo avanzar aún más por el canal auditivo.

Otros cuerpos extraños

- Si la víctima es un adulto o un niño mayor que coopera, vuélvale la cabeza de manera que el oído afectado quede hacia abajo, y extraiga el cuerpo extraño con unas pinzas. Busque asistencia médica para cerciorarse de que el cuerpo extraño ha salido completamente.

- *NO* intente extraer un objeto que usted no puede ver, porque podría empujarlo aún más hacia dentro por el canal auditivo.

- *NO* intente sacar un cuerpo extraño del oído utilizando agua si existe la posibilidad de que ese cuerpo extraño (tal como un frijol seco o esponjas) absorba éste y se hinche.

- *NO* intente extraer el cuerpo extraño con pinzas si la víctima es un niño pequeño. Déjeselo al personal médico.

NARIZ

- Intente lograr que la víctima estornude. Lograr que la víctima huela pimienta negra o hacerle cosquillas en la nariz con una pluma podría ayudar.
- Si el objeto no sale, pídale a la víctima que sople delicadamente en un papel de china a través de la fosa nasal obstruida, mientras mantiene cerrada la otra.
- Si puede ver el cuerpo extraño, intente extraerlo con unas pinzas. *NO* lo empuje más lejos.
- Si no puede extraer el cuerpo extraño, busque ayuda médica.

GARGANTA

Véase "Asfixia" en la página 47.

DESHIDRATACIÓN

La deshidratación ocurre cuando se pierde más fluidos de los que se ingiere. La sudoración profusa (causada por un ejercicio físico agotador o por fiebre) y persistentes vómitos o diarreas pueden conducir a la deshidratación si no se logra reemplazar la pérdida de fluidos. Aun las actividades que se realizan en un clima frío pueden ser riesgosas: hay pérdida de fluidos cuando el aire frío que se inhala debe ser humedecido y calentado por el cuerpo, y porque las bajas temperaturas causan un aumento en la micción.

Aun en condiciones normales, es recomendable beber por lo menos 2 cuartos de galón (o 1,9 litros) de líquido al día para evitar la deshidratación. Esto se debe a que los fluidos se pierden con las actividades diarias de la vida, tales como la respiración y la micción.

La deshidratación, si no es tratada, puede ser grave y potencialmente poner en peligro la vida. al reconocer los signos de la privación de líquidos y acutar con rapidez para remediarlo, usted puede asistir a una víctima a evitar cualesquiera consecuencias serias de la deshidratación.

PAUTAS PREVENTIVAS

Prevenir la deshidratación es una tarea sencilla. Todo lo que se necesita hacer es beber líquidos, preferiblemente agua, de manera regular a lo largo del día, aun si no está sediento. Cuando se está ejercitando, cerciórese de aumentar su consumo de líquido, antes, durante y después de la actividad. Y siempre beba más de lo que usted cree que necesita (*Véase "Lesiones deportivas,"* página 222).

Indicadores

- Orina amarilla oscura
- Micción infrecuente (menos de cinco veces al día)
- Sed extrema
- Fatiga
- Calambres musculares o retortijones abdominales
- Vahídos o mareos, especialmente al levantarse

Qué hacer (y qué no hacer)

- Siente a la víctima. Si es un día cálido, trasládela a un área sombreada y fresca.
- Reemplace los fluidos perdidos dándole a la víctima mucha agua. Bebidas deportivas comerciales (tales como de la marca *Gatorade*) pueden dársele también. *EVITE* darle bebidas que contengan cafeína, alcohol o grandes cantidades de azúcar, porque aumentan la urinación.
- Obtenga asistencia médica si los signos y los síntomas persisten o si se presentan náusea, vómitos o convulsiones.

DESMAYO

El desmayo es una súbita y breve pérdida de la conciencia que ocurre cuando se interrumpe el suministro de sangre al cerebro. Con frecuencia es causada por dolor, falta de alimento, contrariedad emocional, o por estar demasiado tiempo de pie en un lugar. A veces el desmayo es señal de un problema más serio, tal como deshidratación (el que no haya suficiente cantidad de líquido en el cuerpo; *Véase* la página 69), hemorragia o problemas cardíacos.

Al reconocer estos signos, usted puede ayudar a prevenir un desmayo y las lesiones que pueden llegar a ocurrir cuando una víctima se cae.

Indicadores

- Breve pérdida de conciencia
- Pulso lento, pulso rápido o palpitaciones
- Piel descolorida, fría y húmeda
- Sudoración
- Mareo

- Debilidad
- Náusea y vómitos
- Visión borrosa

Qué hacer (y qué no hacer)

- Si es posible, trate de evitar que la víctima caiga al suelo.
- Acueste a la víctima y álcele y sosténgale los pies.
- Rote a la víctima sobre el lado izquierdo: esta es la posición de recuperación. Ayudará a evitar más vómitos y permitirá el drenaje de fluidos de la boca (*Véase* la página 176).
- Aflójele cualquier ropa ceñida.
- Abra una ventana o una puerta para dejar entrar el aire fresco.
- Observe a la víctima por cualquier lesión que haya sufrido en la caída.
- Póngale en la frente una compresa fría.
- Mientras la víctima se recobra, ayúdela a sentarse lentamente.
- Una vez que esté seguro de que la víctima se haya recuperado y pueda tragar, déle alguna bebida fría que contenga azúcar.
- Usted debe procurar asistencia médica si la víctima:
  - Es anciana
  - Tiene frecuentes episodios de desmayo
  - Los desmayos no tienen ninguna razón
  - Se desmaya mientras está sentada o acostada
  - Tiene antecedentes de problemas cardíacos
- Si la víctima no recobra la conciencia inmediatamente después del desmayo:
  - Compruebe los signos vitales de la víctima, y proceda en consecuencia (*Véase* la página 10)
  - Llame al 911 (SMU)

DIABETES (URGENCIA DIABÉTICA)

La insulina es una hormona que convierte los alimentos en azúcar en la sangre, que el cuerpo luego usa como combus-

PARA MÁS INFORMACIÓN

Organizaciones tales como la Sociedad Estadounidense de la Diabetes (*American Diabetes Association*) son buenas fuentes de información sobre la diabetes (*Véase* la página 242).

D

tible. La gente con diabetes no produce suficiente insulina o no puede usar la insulina que su cuerpo produce. Como resultado, es difícil para ellos controlar los niveles de azúcar en la sangre (glucosa) por medios naturales. Otros métodos autoimpuestos, entre ellos la dieta, las inyecciones de insulina y los medicamentos orales para combatir la diabetes, son necesarios para mantener controlados los niveles de glucosa.

Pero aun a personas que controlan cuidadosamente su diabetes pueden ocurrirles situaciones de urgencia suscitadas por un descenso de azúcar en la sangre (hipoglucemia) o un aumento de la misma (hiperglucemia). El descenso de azúcar en la sangre puede ser causado por cambios en la absorción de insulina, cambios en los niveles de actividad o cambio en los hábitos alimentarios. La hiperglucemia puede ser causada por dieta deficiente, suspensión de las inyecciones de insulina o de los medicamentos que se administran por vía oral o por infecciones.

Las urgencias diabéticas pueden ser serias, pero la mayoría pueden prevenirse o revertirse en las primeras etapas. Usted puede hacer esto reconociendo los signos y los síntomas —que pueden aparecer repentina o gradualmente— y tratarlos con rapidez.

Indicadores

NIVEL BAJO DE AZÚCAR EN LA SANGRE (HIPOGLUCEMIA)

- Hambre
- Debilidad, mareo
- Piel descolorida, fría y húmeda
- Sudoración
- Pulso rápido o resonante
- Confusión, irritabilidad, agresividad
- Escasa coordinación, tambaleo
- Dolor de cabeza
- Náusea y vómitos
- Convulsiones
- Pérdida de la conciencia

¿SABÍA USTED QUE. . .

el bajo nivel de azúcar en la sangre es una de las causas más comunes de un cambio súbito en el estado mental?

NIVEL ALTO DE AZÚCAR EN LA SANGRE (HIPERGLUCEMIA)

- Sed insaciable
- Urinación frecuente
- Aliento raro con un olor dulzón
- Fatiga, somnolencia
- Debilidad
- Falta de apetito
- Dolor de cabeza
- Náusea y vómitos
- Agitación
- Dolor abdominal
- Rubor, piel tibia
- Convulsiones
- Pérdida de la conciencia

Qué hacer (y qué no hacer)

CUANDO SE DESCONOCE EL NIVEL DE AZÚCAR EN LA SANGRE

Sɪ ʟᴀ ᴠíᴄᴛɪᴍᴀ ᴇꜱᴛá ɪɴᴄᴏɴꜱᴄɪᴇɴᴛᴇ
- Póngale una pequeña cantidad de azúcar blanca debajo de la lengua.
- Compruebe los signos vitales de la víctima, y proceda en consecuencia (*véase* la página 10).
- Llame al 911 (SMU).
- Para ayudar a evitar el *shock*, haga que la víctima se tienda con los pies en alto (esto aumentará el flujo sanguíneo al corazón y al cerebro) y manténgale el calor del cuerpo con una manta o un abrigo (*véase* la página 171). *EVITE* mover a la víctima si sospecha que se ha producido una lesión en la columna vertebral (*véase* la página 122).

Sɪ ʟᴀ ᴠíᴄᴛɪᴍᴀ ᴇꜱᴛá ᴄᴏɴꜱᴄɪᴇɴᴛᴇ
- Déle a la víctima comida o bebida que contenga azúcar (tales como jugo, una soda que no sea de dieta o un caramelo).
- Si los síntomas no mejoran en diez minutos, llame al 911 (SMU) y siga las instrucciones que anteceden.

NIVEL BAJO DE AZÚCAR EN LA SANGRE (HIPOGLUCEMIA)

- Inmediatamente dele a la víctima comida o bebida que contenga azúcar.
- Si los síntomas no desaparecen en diez minutos, vuélvale a dar comida o bebida que contenga azúcar.
- Una medicina llamada glucagón eleva inmediatamente el nivel de azúcar en la sangre. Si la víctima tiene glucagón, inyéctesela inmediatamente.
- Si los síntomas no desaparecen aún o la víctima no tiene glucagón, llame al 911 (SMU).
- Consulte a un médico para determinar la causa de la hipoglucemia.

NIVEL ALTO DE AZÚCAR EN LA SANGRE (HIPERGLUCEMIA)

- Ayude a la víctima a tomar sus dosis de insulina usual o su medicamento oral para la diabetes si aún no se lo ha tomado.
- Déle a la víctima fluidos no edulcorados.
- Si los síntomas no comienzan a mejorar, llame al 911 (SMU).

DIFTERIA

La difteria se refiere a las dificultades respiratorias causadas en los niños por la inflamación de las vías respiratorias superiores. Se caracteriza por una tos muy fuerte.

Si el niño tiene difteria, pero respira normalmente entre accesos de tos:

- Lleve al niño al baño. Cierre la puerta y llene el cuarto de vapor, dejando abierta la ducha caliente. Siéntelo en el baño, pero *NO* en la ducha, de 15 a 20 minutos.
- Si el vapor no funciona, lleve al niño afuera, al aire fresco y húmedo.
- *NO* intente abrir las vías respiratorias del niño con los dedos.
- Si la respiración se hace más difícil, llame al 911 (SMU).
- Manténgase junto al niño y anímelo hasta que llegue el SMU.

DISLOCACIONES

Una dislocación es la separación de un hueso de una articulación. Puede ocurrir si una articulación es forzada por un golpe o una caída o por adoptar una posición anormal. Las articulaciones en el hombro, el pulgar, los dedos, y la mandíbula son las que con mayor frecuencia se dislocan. A veces las dislocaciones pueden corregirse por sí mismas, pero la mayoría de las veces necesitarán atención médica de urgencia.

A menudo es difícil precisar si una lesión es una dislocación o una fractura. Cuando tenga dudas, trátela como si fuese una fractura (*Véase* la página 93).

Indicadores
* Dolor, sensibilidad e inflamación en el lugar de la lesión
* Miembro que cuelga de la articulación en una posición inusual
* Articulación inmóvil

Qué hacer (y qué no hacer)
* Compruebe los signos vitales de la víctima y proceda en consecuencia (*Véase* la página 10).
* Llame al 911 (SMU).
* Si es necesario, quite la ropa o córtela alrededor de la lesión.
* Si hay sangramiento, dé los pasos para controlarlo (*Véase* la página 163).
* Verifique el dolor, la inflamación y la sensibilidad en el sitio de la lesión. Esfuércese para mantener inmóvil el área afectada.
* Inmovilice la lesión acolchándola con almohadas y toallas. Si el SMU no está cerca y usted debe llevar a la víctima al hospital, puede necesitar entablillar la dislocación (*Véase* la página 94).
* Coloque una bolsa de hielo (envuelta en una tela) o una compresa fría en la zona lesionada para aliviar el dolor y la inflamación. Si no resulta demasiado doloroso para la víctima, eleve la parte lesionada. *NO* intente corregir la dislocación, ya que usted puede causar le otras lesiones.

• Para ayudar a evitar un *shock,* haga que la víctima se tienda con los pies en alto (esto aumentará el flujo sanguíneo al corazón y al cerebro) y manténgale el calor del cuerpo con una manta o un abrigo (*Véase* la página 171). *EVITE* mover a la víctima si sospecha que se ha producido una lesión en la columna vertebral (*Véase* la página 122).

DOLOR ABDOMINAL

El abdomen es la zona que va de la línea del pezón a la ingle (el pliegue donde la parte inferior del abdomen se encuentra con la parte interna del muslo).

El dolor en el abdomen puede ser causado por muchas afecciones diferentes: algunas menores, otras más graves, por lo que requieren inmediata atención médica. La gastroenteritis (inflamación del estómago y los intestinos), la apendicitis (inflamación del apéndice) y la intolerancia a la lactosa (dificultad de digerir leches y productos lácteos) son sólo unas pocas causas de dolor abdominal. A veces la causa, tal como infección del tracto urinario, no está relacionada con el sistema digestivo en absoluto.

Al evaluar la localización del dolor abdominal de la víctima y de identificar otros signos de alarma, usted puede determinar rápidamente si la víctima necesita atención médica inmediata y ayudar a que los problemas abdominales no se vuelven graves o que pongan en peligro la vida.

Indicadores

• Lugar exacto del dolor abdominal y si el abdomen está inflamado o rígido
• Irradiación del dolor a la espalda, el cuello, la mandíbula, el hombro izquierdo, o el brazo
• Síntomas adicionales:
    • Fiebre, náusea y vómitos o diarrea
    • Hemorragia interna: heces fecales negras o alquitranadas; vómitos de sangre, o contusiones en el abdomen
    • Dificultad para tragar

¿SABÍA USTED QUE. . .

el dolor en el abdomen puede originarse en muchas afecciones diferentes, algunas de ellas no relacionadas en absoluto con el sistema digestivo?

D

- Antecedentes de enfermedades cardiovasculares (del corazón y los vasos sanguíneos).
- Embarazo

Qué hacer (y qué no hacer)

- Compruebe los signos vitales de la víctima y proceda en consecuencia (*Véase* la página 10).
- Llame al 911 (SMU) inmediatamente si:
  - El dolor abdominal es agudo y no cede
  - El dolor se extiende por la espalda, el cuello, la mandíbula, el hombro o el brazo izquierdo de la víctima, esto podría ser un signo de un problema cardíaco.
  - Hay un dolor agudo o súbito que se empeora al tragar (no debido a un dolor de garganta), al doblarse o al acostarse.
  - El abdomen está inflamado o rígido.
  - La víctima se siente desfallecer o está perdiendo la conciencia.
  - Hay señales de hemorragia interna, tal como heces negras o alquitranadas, vómitos de sangre, o hematomas en el abdomen.
  - Hay fiebre o continuos vómitos o diarrea.
  - La víctima es o puede estar embarazada; el dolor abdominal puede ser un signo de la rotura de una de las trompas de Falopio causado por un embarazo extrauterino.
  - Usted sabe que la víctima padece de una cardiopatía.
- Si la víctima pierde la conciencia, verifique de nuevo sus signos vitales (*Véase* la página 10) y proceda en consecuencia.
- Averigüe tanto como pueda acerca del dolor del abdomen de la víctima. Suminístrele esta información al médico o al SMU y le servirá para descubrir la causa del dolor. De ser posible, pregúntele a la víctima:
  - ¿Dónde está localizado el dolor?
  - ¿Cuándo empezó?
  - ¿Cómo es el dolor? ¿Es agudo, quemante, sordo o espasmódico?
  - ¿Se alivia con la expulsión de gases?

- Haga que la víctima se acueste en una posición cómoda.
- Los vómitos pueden ocurrir en cualquier momento, de manera que tenga cerca una vasija, tal como un balde o un tiesto, y un paño húmedo.
- Aplicar calor al abdomen puede ayudar a aliviar el dolor. Coloque una bolsa de agua caliente sobre el abdomen de la víctima.
- *EVITE* darle a la víctima comida o bebida hasta que haya consultado a un médico.
- *EVITE* darle medicamentos, enemas o laxantes a una persona con dolor abdominal, a menos que lo haga siguiendo instrucciones de un médico.

DOLOR DE CABEZA

Muchas de las causas del dolor de cabeza, entre ellas la tensión nerviosa (*stress*), el calor, el esfuerzo excesivo, la fatiga visual y las alergias, no son alarmantes y pueden ser fácilmente tratados. En algunos casos, sin embargo, el dolor de cabeza puede ser síntoma de algo más serio, tal como meningitis o una lesión cerebral.

¿Cómo puede usted advertir la diferencia? Un dolor de cabeza intenso, súbito o persistente es señal, por lo general, de una afección más seria y debe ser examinado por un médico. Pero, cuando esté dudoso acerca de la naturaleza del dolor de cabeza, siempre busque asistencia médica.

Indicadores
- Localización del dolor de cabeza
- Cambios en el dolor cuando la víctima cambia de posición
- Fiebre
- Náusea y vómitos
- Problemas visuales, incluida la doble visión
- Rigidez en el cuello
- Pérdida del equilibrio
- Confusión
- Convulsiones
- Debilidad en un lado del cuerpo

Qué hacer (y qué no hacer)

* Haga que la víctima descanse acostada en un cuarto oscuro.

* Déle a la víctima líquidos con acetaminofén o ibuprofén o, en el caso de un adulto, aspirina.

* Si la víctima tiene un autoinyector con una prescripción para migrañas, ayúdelo a usarlo.

* Los vómitos pueden ocurrir en cualquier momento, de manera que tenga cerca una vasija, tal como un balde o un tiesto, y un paño húmedo.

* Consiga atención médica si los tratamientos anteriores no ayudan o el dolor de cabeza vuelve.

POSIBLE LESIÓN EN LA CABEZA

* Llame al 911 (SMU) o lleve a la víctima inmediatamente a la sala de urgencia —luego de haber comprobado y atendido a sus signos vitales (*Véase* la página 10)— si el dolor de cabeza:

    * Es súbito o intenso

    * Está acompañado de fiebre, rigidez en el cuello, convulsiones, visión doble, debilidad en un lado del cuerpo, confusión mental o pérdida de la conciencia

    * Es un nuevo tipo de dolor de cabeza y la víctima tiene más de 50 años o está embarazada

* Si la víctima tiene una lesión en la cabeza, también es posible que tenga lesionada la columna vertebral (*Véase* también *"Lesiones en la cabeza"* y *"Lesiones vertebrales"* en las páginas 114 y 122).

* Si no sospecha de una lesión en la columna vertebral, haga que la víctima descanse en una posición cómoda.

DOLOR EN EL PECHO

Si una víctima se queja de dolor en el pecho, podría significar muchas cosas. Puede que tenga un problema del corazón, tal como un ataque cardíaco (para el infarto agudo del miocardio, *Véase* la página 54) o una angina (dolor en el pecho debido a la falta de oxígeno en el corazón). La víctima puede tener una lesión en el pecho o puede tener una afección, tal como la pleuresía (inflamación de la pleura). A veces, la causa es menor, tal como irritación en el estómago o acidez.

D

No siempre es fácil (incluso para los profesionales de la salud) distinguir entre un problema cardíaco y otro problema menos grave. El dolor en el pecho siempre debe tomarse seriamente, así que asegúrese de conseguir atención médica de inmediato.

Usted debe llamar inmediatamente al 911 (SMU) si:

- El dolor en el pecho es súbito o intenso y no cede
- El dolor en el pecho se extiende por la espalda, el cuello, la mandíbula, el hombro o el brazo izquierdo de la víctima
- La víctima padece alguna cardiopatía
- El dolor en el pecho empeora con el ejercicio o el esfuerzo
- La víctima siente fatiga o está perdiendo la conciencia
- El dolor en el pecho va acompañado de falta de aire, náusea o vómitos

DOLOR PÉLVICO

La pelvis es una cavidad de la parte inferior del abdomen protegida por un anillo óseo. Contiene la parte inferior del tracto gastrointestinal, los órganos reproductivos femeninos y la vejiga.

El dolor en la pelvis puede ser causado por una gran variedad de afecciones: menstruación en las mujeres de edad reproductiva, sangramiento uterino en mujeres posmenopáusicas y tumores ováricos. Otras afecciones, tales como problemas de vejiga o enfermedades venéreas (sexualmente transmitidas), pueden causar dolor pélvico lo mismo en hombres que en mujeres.

El dolor pélvico puede ser signo también de una lesión causada por un golpe o una caída. Las lesiones pélvicas, particularmente las fracturas, son serias y exigen un tratamiento de urgencia.

Indicadores
- Sensibilidad y dolor en la pelvis, las caderas, la espalda o la ingle (donde la parte inferior del abdomen se encuentra con la parte interna del muslo)
- Sensación de tener que orinar
- Abdomen inflamado o rígido

- Náusea y vómitos
- Diarrea
- Fiebre
- Signos de hemorragia interna: heces negras y alquitranadas, vómitos de sangre o contusiones en el abdomen
- Pérdida de función en las piernas

Qué hacer (y qué no hacer)

- Haga que la víctima se tienda en una posición cómoda con las piernas dobladas.
- El calor aplicado al abdomen puede ayudar a aliviar el dolor. Coloque una botella de agua caliente cubierta (o una bolsa de agua caliente) sobre el abdomen de la víctima.
- Los vómitos pueden ocurrir en cualquier momento, de manera que tenga cerca una vasija, tal como un balde o un tiesto, y un paño húmedo.
- Déle a la víctima acetaminofén o ibuprofén o, en el caso de una persona adulta, aspirina para aliviar el dolor. *EVITE* darle a la víctima comida o bebida hasta que haya consultado a un médico.
- Si el dolor es agudo o persiste, consiga atención médica.
- Si la víctima está o puede estar embarazada, consiga antención médica de inmediato. El dolor pélvico puede ser un signo de la ruptura de una trompa de Falopio causada por un embarazo extrauterino (embarazo que se desarrolla fuera del útero).

SI USTED SOSPECHA QUE SE HA PRODUCIDO UNA
LESIÓN PÉLVICA

- Compruebe los signos vitales de la víctima y proceda en consecuencia (*Véase* la página 10).
- Llame al 911 (SMU).
- Acueste a la víctima sobre una superficie dura.
- Inmovilice la pelvis lesionada colocando almohadillas entre los muslos de la víctima y atándole las piernas juntas por las rodillas y los tobillos.
- Para ayudar a prevenir el *shock,* acueste a la víctima con las piernas en alto (esto aumentará el flujo sanguíneo al corazón y el cerebro), y manténgala tibia con una manta o un

abrigo (*Véase* la página 171). *EVITE* mover a la víctima si sospecha que tiene una lesión en la columna vertebral (*Véase* la página 122).

- Si la víctima vomita, acuéstela sobre su lado izquierdo (*Véase* la página 176). Sosténgale la cabeza y el cuello, y ruédele el cuerpo como una unidad. De ser posible, cuente con la ayuda de tres o más personas.

DOLOR Y LESIONES DEL OÍDO

Las infecciones del oído, el catarro, la influenza y los viajes aéreos (*Véase* la página 205) son algunas de las causas de dolores de oídos en niños y adultos. Las lesiones del oído pueden abarcar una amplia gama de afecciones, desde cortaduras en el oído externo a rupturas de los tímpanos. En el oído también se pueden alojar cuerpos extraños (*Véase* la página 66).

En la mayoría de los casos, los dolores y las lesiones del oído no ponen en peligro la vida. Pero rápidos y correctivos primeros auxilios reducirán el dolor de la víctima y ayudarán a evitar sordera a largo plazo.

Indicadores

DOLOR DE OÍDO
- Dolor pulsátil en el oído
- Secreción del oído
- Dificultad para oír
- Dolor de garganta
- Dolor de cabeza
- Fiebre
- Mareo
- Pérdida del equilibrio

LESIÓN DEL OÍDO
- Dolor en el oído
- Sangramiento desde el oído externo o canal del oído
- Mareo
- Náusea y vómitos

- Dolor de cabeza
- Pérdida del equilibrio
- Dificultad para oír

Qué hacer (y qué no hacer)

DOLOR DE OÍDO

- Si la víctima tiene un dolor intenso, alta temperatura, o secreción por el canal auditivo consiga atención médica de inmediato.
- Si el dolor de oído comienza de repente durante un viaje aéreo, trate de "abrirse" los oídos mascando chicles, bostezando o tragando mientras mantiene cerrada la nariz.
- Ponga a la víctima en posición vertical para reducir la presión y el dolor en el oído.
- Póngale una botella de agua caliente cubierta en el área afectada.
- Déle a la víctima acetaminofén o ibuprofén o, si se trata de un adulto, aspirina.
- *NO* le inserte objetos, tales como borras de algodón, en el oído.

LESIÓN DEL OÍDO

- Si la víctima se queja de intenso dolor de oídos, puede ser la señal de una ruptura del tímpano. Cúbrale el oído con una venda o una tela y consiga inmediata atencíon médica.
- Si la víctima tiene una cortadura (o laceración) en el oído externo, controle el sangramiento.

SI EL SANGRAMIENTO NO ES GRAVE
- Lave la herida con agua y jabón.
- Aplique presión directa para detener el sangramiento y cubra la herida con un vendaje limpio y seco.

SI EL SANGRAMIENTO ES GRAVE
- Compruebe los signos vitales de la víctima, y proceda en consecuencia (*véase* la página 10).
- Llame al 911 (SMU).
- Eleve la cabeza de la víctima.

D

D

- Lávese las manos con agua y jabón.
- *NO* lave las heridas que sean profundas y sangrantes, ya que esto podría aumentar o reanudar la hemorragia.
- Coloque una almohadilla de gasa estéril o una tela limpia sobre la herida y aplíquele una presión directa y constante. Si el sangramiento no se estanca, aplique una presión mayor con ambas manos en un área más grande. *NO* quite los vendajes manchados de sangre; más bien, coloque otros vendajes encima para absorber la sangre.

SI A LA VÍCTIMA LE SALE SANGRE O ALGÚN OTRO FLUIDO PROVENIENTE DEL CANAL AUDITIVO
- Cúbrale el oído con un vendaje o una tela para absorber la sangre o el fluido. *NO* intente detener el flujo de sangre o de cualquier otro fluido.
- Haga que la víctima se acueste del lado lesionado. Así, la sangre o cualquier otro fluido drenarán hacia afuera. *EVITE* mover a la víctima si sospecha de una lesión en la columna vertebral (*Véase "Lesiones en la cabeza"*, página 114; y *"Lesiones vertebrales"*, página 122).
- No introduzca ningún objeto, tal como una borra de algodón, en el oído.

DOLOR Y LESIONES DENTALES

Las caries e infecciones son una causa común del dolor de muelas, aunque comida u otros objetos trabados entre los dientes también pueden causarlo. El dolor de muelas puede limitarse a una sola pieza dental o puede extenderse por la cara, el cuello y la mandíbula. Siempre que surja un dolor de muelas, ya sea leve o intenso, cerciórese de que la víctima consulte al dentista.

Las lesiones dentales pueden incluir la caída de un diente (parcial o total), dientes rotos o astillados, mordidas en la lengua o los labios, o algún trabajo dental estropeado.

Hay pasos que usted puede dar para mejorar los resultados de muchas lesiones dentales. Un diente caído, por ejemplo, puede ser reimplantado si usted lo guarda bien y consigue atención dental inmediatamente.

PAUTAS PREVENTIVAS

Los deportes y otras actividades son la fuente de muchas lesiones dentales. Usar un protector bucal debidamente colocado cuando se necesita puede protegerle sus dientes, aros de ortodoncia o puentes, cuando el partido se torna violento (*Véase "Lesiones deportivas"* en la página 222).

Indicadores

DOLOR DE MUELAS

- Dolor en un diente que puede extenderse al ojo, la oreja, el cuello o la mandíbula
- Sensibilidad dental al calor y al frío
- Encías inflamadas alrededor del diente afectado
- Fiebre
- Incapacidad de abrir la boca completamente

LESIONES DENTALES

- Evidencia de una caída o de otra lesión en la boca
- Falta de un diente
- Dientes colgando de la raíz
- Sangramiento de la boca o del alveolo dental
- Dificultad al respirar
- Pulso rápido y débil
- Piel descolorida, fría y húmeda
- Sudoración
- Cianosis (color azuloso) en los labios y en la piel alrededor de la boca (*Véase* también la página 47)

Qué hacer (y qué no hacer)

DOLOR DE MUELAS

- Si el dolor de muelas va acompañado de fiebre o incapacidad para abrir la boca completamente, busque asistencia profesional de inmediato.
- Pídale a la víctima que se enjuague la boca con agua tibia.
- Use hilo dental para quitar cualesquiera partículas u otros residuos trabados entre los dientes de la víctima. *NO* punce con nada un diente que duela.
- Coloque una bolsa de hielo cubierta o una comprensa fría del lado afectado de la cara. Alternativamente, la víctima puede encontrar que una botella de agua caliente cubierta resulta más sedante.
- Déle a la víctima acetaminofén o ibuprofén o, en el caso de una persona adulta, aspirina para aliviar el dolor. La medicina debe tragarse con agua, *NO* colocarla directamente en la pieza dental afectada.

LESIÓN BUCAL

Mordida en la lengua o en el labio

- Pídale a la víctima que se enjuague la boca con agua.

- Siente a la víctima con la cabeza inclinada hacia adelante para dejar que la sangre drene en una vasija. Pídale a la víctima que no trague.

- Para detener la hemorragia, aplique presión directa sobre la herida con una almohadilla de gasa o una tela limpia.

- Para reducir la inflamación y el dolor, póngale a la víctima una bolsa de hielo (envuelta en una tela) o comprensas frías en la cara.

- Si la herida es grande o sigue sangrando, busque asistencia médica. La víctima podría necesitar puntos de sutura.

- Si la hemorragia es profusa:
  - Compruebe los signos vitales de la víctima, y proceda en consecuencia (*Véase* la página 10).
  - Llame al 911 (SMU).
  - Para ayudar a evitar un *shock*, haga que la víctima se tienda con los pies en alto (esto aumentará el flujo sanguíneo al corazón y al cerebro) y manténgale el calor del cuerpo con una manta o un abrigo (*Véase* la página 171). *EVITE* mover a la víctima si sospecha que se ha producido una lesión en la columna vertebral (*Véase* la página 122).

- Siga aplicándole presión a la herida hasta que llegue el SMU.

- *NO* le dé a la víctima comida ni bebida.

Un diente roto

- Haga que la víctima se enjuague la boca con agua. *NO* le dé ni comida ni bebida.

- Para reducir la inflamación y el dolor, póngale a la víctima una bolsa de hielo (envuelta en una tela) o comprensas frías en la cara.

- Cubra el diente roto con una almohadilla de gasa estéril.

- Consiga atención dental de inmediato. Si el diente está astillado, puede que sólo necesite un empaste. Si la rotura se extiende hasta la raíz, se necesitará un trabajo dental más a fondo.

Desprendimiento de un diente

- Si el diente está parcialmente desprendido:
  - Póngalo de vuelta en el alveolo. *NO* lo enjuague o lo limpie
- Si el diente está completamente desprendido:
  - *NO* enjuague o limpie el diente a menos que esté muy sucio. Si es así, enjuáguelo suavemente y quítele las partículas más grandes que se le hayan adherido.
  - Si la víctima es un adulto, vuelva a colocar el diente en el alveolo y pídale que lo mantenga en su lugar con una almohadilla de gasa estéril. Alternativamente, el diente puede mantenerse debajo de la lengua. *NO* use este procedimiento si la víctima es un niño o un adulto que no es capaz de cooperar, ya que puede tragarse la pieza dental por error. En ese caso, coloque el diente en un recipiente con saliva de la víctima o con leche entera (no descremada o en polvo). *NO* toque la raíz del diente.

Lleve la víctima al dentista inmediatamente.

Un trabajo dental roto

- Si un trabajo dental (tal como una corona) se rompe, déjelo en la boca de la víctima. Si el trabajo dental se cae por sí solo, guárdelo para mostrárselo al dentista.
- Siempre deben quitarse las dentaduras postizas sueltas o dañadas para evitar que rueden por la garganta y bloqueen las vías respiratorias. Si las dentaduras postizas estuvieren dañadas y no sueltas, déjelas en la boca de la víctima. Consiga atención dental.

ENVENENAMIENTO Y SOBREDOSIS DE DROGAS

Un veneno es una sustancia que daña el cuerpo, ya sea temporal o permanentemente. Los venenos pueden entrar en el cuerpo de varias formas: por la respiración, al tragar, por inyección o por absorción a través de la piel.

Muchos productos químicos y medicinas que se encuentran en casa pueden ser peligrosos si se ingieren accidentalmente o, en el caso de un medicamento, si se toma en dosis mayor de la recomendada.

¿SABÍA USTED QUE...

muchas veces una pieza dental que se desprende puede ser reimplantada si se guarda debidamente y se le lleva a un dentista?

E-1

PAUTAS PREVENTIVAS

Hay muchos medios en que usted puede proteger a su familia de envenenamientos. Vigilar atentamente a sus hijos es un paso importante. Lo es también el guardar y usar adecuadamente todas las sustancias químicas y los medicamentos en su casa (*Véase "Prevención de envenenamientos"* en la página 190).

El envenenamiento también puede ser causado por un abuso intencional o una sobredosis de alguna droga, tanto en la casa como fuera de ella. Las personas bajo la influencia de las drogas pueden resultar difíciles o incluso peligrosas, pero, no obstante, siguen estando necesitadas de ayuda. El saber cómo proporcionar esa ayuda de una manera segura y eficaz (tanto para usted como para la víctima) es la clave.

Cuando ocurre un envenenamiento, ya sea intencional o accidentalmente, una acción rápida, pero cuidadosa, ayudará a prevenir o reducir los daños sufridos por la víctima.

Indicadores

ENVENENAMIENTO CON PRODUCTOS QUÍMICOS DOMÉSTICOS

- Recipientes de venenos químicos abiertos
- Quemaduras o ampollas en los labios o la boca
- Quemaduras en otras partes del cuerpo donde los productos químicos puedan haber caído
- Manchas inexplicables en la piel o la ropa
- Dolor en el pecho, dificultad al respirar
- Náusea y vómitos
- Dolor de cabeza
- Pupila dilatada o contraída
- Piel descolorida, fría y húmeda
- Dolor o retortijones abdominales
- Diarrea
- Debilidad y confusión
- Somnolencia
- Convulsiones
- Pérdida de la conciencia

SOBREDOSIS DE DROGA

- Frascos o recipientes vacíos en la persona o en sus cercanías
- Marcas de agujas en la piel
- Pupilas dilatadas o contraídas

- Somnolencia
- Ansiedad, confusión, conducta violenta
- Sudoración
- Alucinaciones
- Náusea y vómitos
- Dolor de cabeza
- Pulso débil, irregular o rápido
- Convulsiones
- Pérdida de la conciencia
- Coma

Qué hacer (y qué no hacer)

- Compruebe los signos vitales de la víctima y proceda en consecuencia (*Véase* la página 10).
- Llame al 911 (SMU) si la víctima tiene problemas respiratorios, si tiene convulsiones o si está inconsciente. De otro modo, llame al centro para control de venenos.
- Si la víctima se ha tragado un producto químico corrosivo, déle uno o dos vasos de agua o de leche si está consciente. *NO* le dé vinagre o bicarbonato de soda en un intento de neutralizar la sustancia química.
- Déle al SMU o al centro para el control de venenos tanta información como pueda acerca de lo sucedido:
  - El tipo o nombre de veneno o medicina.
  - Cuándo la tomó y qué cantidad.
  - Detalles sobre la víctima: edad, peso y estado de salud actual.
- Sigua las instrucciones del centro de control de venenos o del SMU. *NO* confíe en las instrucciones que se encuentran en la etiqueta del recipiente.
- *NO* haga a la víctima vomitar a menos que el centro para el control de venenos o el SMU le aconseje que lo haga.
- Examine a la víctima por cualquier tipo de lesiones y proceda en consecuencia.
- Para ayudar a prevenir el *shock,* acueste a la víctima con las piernas en alto (esto aumentará el flujo sanguíneo al corazón y al cerebro), y manténgala tibia con una manta o un abrigo (*Véase* la página 171). *EVITE* mover a la víctima si

sospecha que tiene una lesión en la columna vertebral (*Véase* la página 122).

- Si la víctima está vomitando o babeando, acuéstela sobre el lado izquierdo. Esta es la posición de recuperación y ayudará a evitar los vómitos y permitirá el drenaje de los fluidos de la boca (*Véase* la página 176). Si sospecha que hay una lesión de la columna vertebral, rote con mucho cuidado a la víctima, sosteniéndole la cabeza y el cuello y manteniéndole siempre la cabeza alineada con el cuerpo. Si es posible, que tres o más personas lo ayuden a hacer esto (*Véase* la página 123).

- Si la víctima ha estado expuesta al frío durante algún tiempo, la hipotermia (baja temperatura del cuerpo; *Véase* la página 105) puede ser posible. Traslade a la víctima a un lugar más cálido (a menos que no esté respirando o pueda tener una lesión en la columna vertebral); quítele cualquier ropa húmeda, y envuélvala en mantas tibias.

PARA VÍCTIMAS DE SOBREDOSIS DE DROGAS

- *NO* se quede con la víctima si se torna violenta. Usted debe tener en cuenta su propia seguridad también. Váyase a un sitio más seguro y llame a la policía.

- Trate de determinar si la víctima también ha tomado alcohol. Busque botellas vacías en su persona o en sus cercanías. Mezclar drogas y alcohol es muy peligroso. Si usted sospecha que esto ha ocurrido, no deje de llamar al SMU o al centro para control de venenos.

- Tenga presente que la víctima puede experimentar un síndrome de supresión luego de que haya dejado de consumir la droga. Los signos del síndrome de supresión de drogas son agitación, dolor abdominal, confusión, alucinaciones, temblores y un vehemente deseo de seguir consumiendo la droga. Si nota estos signos, consiga atención médica para la víctima.

ESQUIRLAS

Véase "Perforaciones" en la página 137.

EXPOSICIÓN AL FRÍO

Cuando se expone a temperaturas frías, el cuero es suscep-tible a lesiones tales como la *congelación* (*Véase* la página 58) y la *hipotermia* (*Véase* la página 105).

La congelación tiene lugar cuando las capas de la piel y los músculos se congelan debido a temperaturas que des-cienden por debajo del punto de congelación. Las manos, los pies, las orejas y la nariz son las partes del cuerpo que con mayor frecuencia se ven afectadas por la congelación. Si no se trata, la congelación puede conducir a lesiones en la piel e incluso pérdida de miembros y de dedos.

Con la hipotermia, el cuerpo no puede producir calor tan rápidamente como lo pierde. Como resultado, la tem-peratura interna del cuerpo desciende por debajo de 95° F (34,9° C) La hipotermia puede ser provocada por tempera-turas por debajo del punto de congelación, pero también puede presentarse en ambientes templados. La hipotermia es una afección grave que puede poner en peligro la vida.

Afortunadamente, pueden prestarse medidas de pri-meros auxilios, en lugares remotos o cercanos a casa, para ayudar a prevenir o reducir a un mínimo las lesiones de la exposición al frío.

FIEBRE

Una fiebre es un aumento de la temperatura del cuerpo por encima de lo normal. Muchas cosas pueden causar este aumento, tales como catarros, dolores de garganta e infec-ciones del oído medio. Una fiebre es, en efecto, un signo de que el cuerpo está combatiendo la enfermedad, cualquiera que pueda ser.

La fiebre puede ser de temer, especialmente en los niños pequeños, pero con frecuencia es inocua y puede ser tratada con medicamentos comprados sin receta y con otras simples medidas de primeros auxilios.

Indicadores

• Temperatura de 100,4° F (37,9° C) (si es tomada en la boca o en la axila) o de 101,4° F (38,5° C) (si es tomada en el recto), o más alta

---

DESHIDRATACIÓN Y FIEBRE

Es importante beber grandes cantidades de líquido durante un ataque de fiebre para evitar la deshidratación (Véase la página 69).

- Rubor en la cara
- Dolor de garganta
- Dolor de oído
- Calor en la frente
- Sudor o escalofríos
- Irritabilidad
- Falta de apetito
- Piel descolorida
- Dolor de cabeza
- Boca reseca
- Náusea y vómitos
- Diarrea
- Pulso acelerado

Qué hacer (y qué no hacer)

- Déle acetaminofén o ibuprofén a un niño. Si un adulto tiene fiebre, puede usarse aspirina. La aspirina nunca debe dársele a un niño, a menos que el médico lo indique, porque podría causarle una enfermedad grave llamada síndrome de Reye.
- Lea cuidadosamente las etiquetas de las medicinas y adminístrelas tal como lo indican. Si tiene dudas, pregúntele a su farmacéutico o a su médico.
- Déle a la víctima muchos jugos claros y frescos. *NO* la obligue a comer.
- Vista a la víctima con ropas frescas y ligeras de manera que el calor del cuerpo pueda escapar. *NO* recaliente la habitación.
- Mantenga a la víctima en reposo. La actividad puede subirle aún más la temperatura.
- Los baños tibios con esponja puede ayudar a bajar una fiebre muy alta. Nunca use agua fría o alcohol.
- Llame al 911 (SMU) o acuda a una sala de urgencias si la víctima:
  - Tiene menos de cuatro semanas de edad
  - Tiene dificultades respiratorias
  - Ha tenido repetidas convulsiones asociadas con la fiebre (convulsiones febriles)

- Tiene un cambio significativo en la conducta o en su estado mental
- Tiene dolor abdominal
- Tiene un intenso dolor de cabeza
- Llame a un médico si:
  - La fiebre dura más de 24 horas o si usted está ansioso por la apariencia o la conducta de la víctima
  - Tiene una nueva erupción
  - Ha tenido vómitos y diarreas durante más de un día
  - Padece otra enfermedad grave (tal como leucemia)
  - Tiene dificultades para tragar

FRACTURA DE HUESOS

Hay más de 200 huesos distintos en el esqueleto humano. Cualquiera de estos huesos puede romperse, ya directamente (cuando el hueso se quiebra en un punto de contacto) o indirectamente (cuando se quiebra en un punto fuera del punto de contacto). La fractura de huesos comprenden desde una ligera fisura hasta graves fracturas compuestas, con un hueso fracturado en varios lugares y sobresaliendo de la piel.

Para prestar los debidos primeros auxilios, tales como inmovilización del hueso fracturado, usted puede hacer mucho para reducir la incomodidad de la víctima y ayudar a evitar cualquier lesión ulterior hasta que llegue el SMU.

Indicadores
- Un golpe o caída recientes
- El miembro lesionado parece acortado o ha rotado o está en un ángulo (donde no existe ninguna articulación)
- Sensibilidad y dolor en el sitio de la lesión que se empeora con el movimiento
- Inflamación y contusiones
- Huesos al descubierto
- Piel descolorida, fría y húmeda
- Herida y hemorragia visibles
- Náusea
- *Shock* (*véase* la página 170)

(*continúa en la página 96*)

¿SABÍA USTED QUE. . .

los huesos se fracturan más fácilmente en la ancianidad, aun con una caída menor?

E-I

TABLILLAS

Un tablilla es un dispositivo flexible o rígido que protege e inmoviliza una lesión como puede ser un hueso fracturado. Algunas de las tablillas comunes se describen a continuación. Para entender mejor cómo aplicar todos los tipos de tablillas, tome un curso en una organización de primeros auxilios, tales como la Cruz Roja Estadounidense o el Consejo de Seguridad Nacional.

REGLAS GENERALES
- Aplique una tablilla a la lesión en el mismo sentido en que la encuentra.
- Mientras está entablillando el miembro lesionado, sosténgalo con ambas manos (o aun mejor, cuente con la ayuda de alguien).
- Si sospecha que se ha fracturado un hueso, aplique la tablilla por encima y por debajo de la fractura.
- Si pareciera que se ha roto la articulación, entablille los huesos por encima y por debajo de la misma.
- Para hacer una tablilla rígida, puede usar toda una variedad de materiales que se encuentran en su casa, tales como sombrillas, cartones, mangos de rastrillos o rollos de periódicos. Si no puede encontrar el modo de hacer una tablilla satisfactoria, puede asegurar el miembro lesionado a otra parte

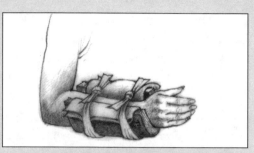

Una tablilla para un brazo lesionado. Una revista doblada con acolchado por dentro puede usarse para hacer una tablilla, atada por encima y debajo de la rotura.

ilesa del cuerpo o a la ropa de la víctima. Podría, por ejemplo, enrollar el borde inferior de una camisa alrededor de un brazo lesionado y sujetarlo a la parte superior de la camisa.
- Las tablillas rígidas pueden causar alguna incomodidad a la víctima. Si es posible, coloque una almohadilla entre el miembro lesionado y la tablilla.

LESIONES EN EL BRAZO
- Use una tela o cabestrillo para sostener el brazo entablillado (*Véase* la ilustración abajo).
- Consiga o corte un amplio triángulo de tela.

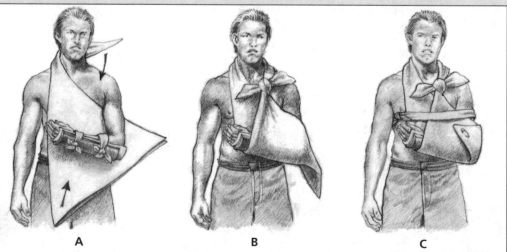

A   B   C

La aplicación de una tela o cabestrillo para sostener el brazo entablillado. (A) La colocación del brazo en la tela. (B) Atar la tela. (C) Unir la tela al cuerpo.

TABLILLAS (continuación)

- Coloque el brazo lesionado en ángulo recto con la palma de la mano hacia dentro y el pulgar hacia arriba. Sostenga el brazo mientras coloca la tablilla (en la tela).
- El lado largo del triángulo debe correr verticalmente, más cerca de la mano. Usted debe colocarlo sobre la mano del brazo lesionado, dejando fuera los dedos.
- Coloque el punto opuesto debajo del codo del brazo lesionado.
- Pase el ángulo superior (de la tela) por encima del hombro del lado ileso de la víctima. Suba el extremo inferior sobre el otro hombro. Anude los dos extremos de la tela.
- Sujete (con un imperdible) el ángulo de la tela que queda suelto para proteger el codo.
- Usted puede fijar la tablilla al cuerpo pasando una pieza de tela alrededor del pecho de la víctima y anudándola del lado que está ileso.

LESIONES DEL TOBILLO
Un tobillo lesionado puede ser inmovilizado con una tablilla suave y flexible:

- Coloque una almohada o una manta suave debajo del tobillo, de manera que se extienda desde la mitad de la pantorrilla hasta más allá del pie.

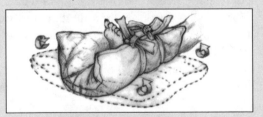

- Envuelva la almohada o la manta alrededor del tobillo y átela en dos lugares.

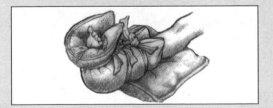

- Doble la almohada o manta alrededor del pie dejando los dedos afuera, y coloque una almohada u otro apoyo debajo del tobillo para mantenerlo elevado.

LESIONES DE LA PIERNA O DE LA RODILLA
En estos casos puede usarse una tablilla rígida o suave, en dependencia de los materiales que usted tenga a mano.

- Encuentre dos tablas largas (u otro material rígido). Una tabla es para el lado externo de la pierna lesionada y debe ser lo bastante larga para extenderse desde la cintura de la víctima hasta más allá del pie. La otra tabla irá por la parte interna de la pierna lesionada y debe ser lo suficientemente larga para extenderse desde la ingle (donde la parte inferior del abdomen se encuentra con la parte interior del muslo) hasta más allá del pie.
- Coloque las tablas en la parte interna y externa de la pierna lesionada. Ponga algún acolchado entre las tablas y la pierna y ate la tablilla en tres o cuatro lugares.
- Si no tiene materiales rígidos, enrolle una manta y colóquela entre las piernas de la víctima. Átele las piernas juntas en tres o cuatro lugares.

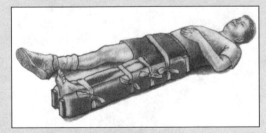

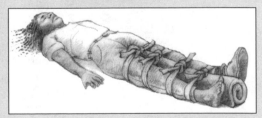

Qué hacer (y qué no hacer)

- Compruebe los signos vitales de la víctima, y proceda en consecuencia (*véase* la página 10).

- Llame al 911 (SMU).

- Quítele o corte las ropas de la víctima que cubren la herida; quítele cualquier anillo u otra joya ceñida.

- Si hubiere hemorragia, dé los pasos para detenerla (*Véase* la página 163).

- Inmovilice la lesión acolchándola con almohadas y toallas. Si el SMU no está cerca y usted debe transportar a la víctima al hospital, puede necesitar entablillar el hueso roto (*Véase* "*Tablillas*" en la página 94).

- De ser posible, coloque el miembro lesionado ligeramente por encima del nivel del corazón de la víctima.

- *NO* intente enderezar un hueso roto, a menos que no haya ningún pulso debajo de la rotura (esto puede significar que el hueso está comprimiendo una arteria y deteniendo la circulación de la sangre). Para una lesión en el brazo, tome el pulso poniendo los dedos (*no* el pulgar) sobre el lado del pulgar de la muñeca de la víctima. Para una lesión en la pierna, póngale los dedos entre la parte interior del hueso del tobillo y el tendón de Aquiles (el tendón que conecta la pierna con el hueso del talón).

- Si no puede detectar el pulso, y el miembro está más frío que el miembro no lesionado, aplique lentamente una tracción (hale y enderece el hueso) y compruebe que el pulso retorna. Si lo detecta, siga aplicando lentamente la tracción hasta que llegue el SMU. Si el pulso aún no se detecta, aplique una tracción más fuerte y vuelva a comprobar si ya se detecta.

- Para reducir la inflamación alrededor de la lesión, aplique compresas frías o una bolsa de hielo, pero no deje que toque directamente la piel.

- Para ayudar a evitar un *shock*, haga que la víctima se tienda con los pies en alto (esto aumentará el flujo sanguíneo al corazón y al cerebro) y manténgale el calor del cuerpo con una manta o un abrigo (*Véase* la página 171). *EVITE* mover a la víctima si sospecha que se ha producido una lesión en la columna vertebral (*Véase* la página 122).

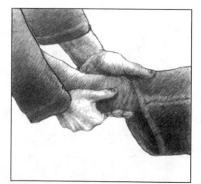

La aplicación de tracción suave al tobillo para enderezar un hueso fracturado en la parte superior de la pierna que está bloqueando el flujo sanguíneo.

- Mantenga a la víctima inmóvil. Si la víctima debiera moverse (por ejemplo, debido a una situación peligrosa), arrástrela por las ropas, manteniéndole la cabeza alineada con el cuerpo. Arrastre a la víctima hacia adelante o hacia atrás, nunca de lado.
- Mientras espera por el SMU, tranquilice a la víctima e intente hacerle sentir lo más cómodo posible. *NO* le dé comida o bebida.

HEMORRAGIA INTERNA

Para la mayoría de nosotros, el sangramiento conlleva la vista de sangre roja manando de una herida abierta. Pero la hemorragia también puede ocurrir dentro de nuestros cuerpos, sin que la sangre sea visible ni la piel se rompa. Por esta razón, la hemorragia interna puede ser difícil de detectar.

La hemorragia interna no es una enfermedad, sino un signo de una lesión o enfermedad interna. Puede ser la señal de un problema grave (tal como una lesión traumática) o de una lesión menor (como una infección de la vejiga).

La hemorragia interna puede mostrarse de diferentes modos, entre ellos la presencia de sangre en las excretas, el vómito, la orina, en la vagina y en serios hematomas en el cuerpo. Cualquiera que sea la fuente, es importante procurar atención médica para identificarlo y tratarlo.

Indicadores
- Sangre roja oscura mezclada con las heces
- Sangre roja brillante cubriendo las heces
- Heces negras o alquitranadas
- Sangre roja brillante en la orina
- Orina que parece "cola"
- Orina que tiene una apariencia turbia
- Vómito que parece de café
- Pruebas que ha ocurrido una lesión
- Dolor abdominal
- Abdomen rígido o inflamado
- Náusea y vómitos

E–I

- Falta de aire
- Fatiga
- Piel descolorida, fría y húmeda

Qué hacer (y qué no hacer)

- Compruebe los signos vitales de la víctima, y proceda en consecuencia (*Véase* la página 10).
- Llame al 911 (SMU) inmediatamente si:
  - Un sangramiento súbito y abundante se detecta en la excreta, la orina, el vómito o la vagina.
  - El dolor abdominal es agudo y no cede.
  - El abdomen está inflamado o rígido.
  - Hay fiebre, vómitos continuos o diarreas.
  - Hay signos de alguna lesión grave, incluidas heridas abiertas o contusiones graves.
  - La víctima se siente desvanecer o está perdiendo la conciencia.
- Para evitar un *shock*, acueste a la víctima con las piernas en alto (esto aumentará el flujo sanguíneo al corazón y al cerebro) y mantenga el calor del cuerpo de la víctima con una manta o un abrigo (*Véase* la página 171). *EVITE* mover a la víctima si sospecha de una lesión vertebral (*Véase* la página 122).
- Los vómitos pueden presentarse en cualquier momento, así, pues, tenga a mano una vasija, tal como un balde o un tiesto, y un paño mojado.
- Haga que la víctima se tienda sobre el lado izquierdo. Esta es la posición de recuperación (*Véase* la página 176). Ayudará a evitar otros vómitos y permitirá que le drenen los fluidos de la boca.
- *NO* le administre ningún medicamento a una persona que puede estar sufriendo de una hemorragia interna, excepto si el médico lo prescribe.
- *NO* le dé a la víctima ni comida ni bebida.
- Si no es una situación de urgencia, cerciórese de que consultará al médico de la víctima. La fuente de la hemorragia debe ser identificada y tratada.

HEMORRAGIA NASAL

Una hemorragia nasal es causada usualmente por un vaso sanguíneo roto en el tabique (la estructura que divide las fosas nasales). Los catarros, el hurgarse la nariz, el aire seco, las alergias y un golpe en la nariz son algunas de las razones por las que ocurre una hemorragia nasal.

Una forma seria y menos común de hemorragia nasal conlleva un sangramiento hacia el fondo de la boca y la garganta. Este tipo de hemorragia nasal exige inmediata atención médica.

La mayoría de las hemorragias nasales implican un sangramiento en el frente de la nariz, en el cual la sangre fluye de la nariz a través de una de las fosas nasales. Esta clase de hemorragias nasales no suelen ser serias y a menudo pueden ser tratadas exitosamente en casa.

Indicadores
- Hemorragia proveniente de la nariz o hacia el fondo de la boca y la garganta
- Arcadas, asfixia, tos, náusea o vómitos debido a la sangre en la garganta
- Signos de hemorragia provenientes de otros sitios, tales como las encías, en ausencia de una lesión traumática

Qué hacer (y qué no hacer)
- Pídale a la víctima que se enderece en el asiento y se incline ligeramente hacia adelante.
- Anime a la víctima a respirar por la boca.
- Valiéndose de un papel de china o una gasa, oprima firmemente el extremo carnoso de la nariz durante cinco minutos. Mantenga una presión constante.
- Consiga atención médica si los pasos anteriores no frenan la hemorragia, si la sangre sigue fluyendo hacia el fondo de la boca y la garganta, o si usted sospecha que se ha fracturado la nariz.
- Consiga atención médica inmediata si hubiera un sangramiento proveniente de otros sitios, tales como las encías, en ausencia de una lesión traumática: eso indica un peligroso problema clínico.

PAUTAS PREVENTIVAS

Si utiliza un humidificador de ambiente, puede evitar las hemorragias nasales que son causadas por el aire seco y caliente.

E-1

Sᴏ sᴏsᴘᴇᴄʜᴀ ǫᴜᴇ ʜᴀʏ ᴜɴᴀ ɢʀᴀᴠᴇ ʟᴇsɪóɴ ᴅᴇ ʟᴀ CABEZA O EL CUELLO, O SI LA VÍCTIMA ESTÁ INCONSCIENTE

- Compruebe los signos vitales de la víctima y proceda en consecuencia (*véase* la página 10).
- Llame al 911 (SMU).
- Todas las lesiones de la cabeza y el cuello pueden conllevar daños para la columna vertebral. *NUNCA* mueva a la víctima si sospecha de una lesión en la columna vertebral, a menos que sea absolutamente necesario. Mantenga inmóvil el cuello de la víctima hasta que llegue el SMU poniéndole las manos [de usted] a cada lado del cuello o colocándole el cuello entre cojines duros que lo mantengan inmóvil (*véase también* "*Lesiones en la cabeza*" en la página 114 y "*Lesiones vertebrales*" en la página 122).

HEMORRAGIA VAGINAL

Un sangramiento de la vagina no relacionado con la menstruación puede ser un signo de una lesión vaginal producida por un cuerpo extraño (*Véase también* "*Lesiones genitales*" en la página 118), una enfermedad o una complicación de embarazo, tal como el aborto involuntario.

Siempre que emane sangre no menstrual de la vagina, consiga atención médica de urgencia. Usted puede ayudar a la víctima proporcionándole gasas para absorber la sangre y dando pasos para evitar un *shock* o reducir sus efectos a un mínimo.

Indicadores
- Hemorragia vaginal no relacionada con la menstruación
- Dolor abdominal
- Contracciones del útero
- Uso de medicamentos tales como anticoagulantes
- Indicios de embarazo
- Aturdimiento (si el sangramiento es abundante)
- *Shock* (*Véase* la página 170)

Qué hacer (y qué no hacer)

- Compruebe los signos vitales de la víctima y proceda en consecuencia (*Véase* la página 10).

- Llame al 911 (SMU) o consiga atención médica.

- Coloque una almohadilla sanitaria o un apósito sobre la apertura vaginal para absorber la sangre. *NO* extraiga algún cuerpo extraño que pueda estar incrustado en la vagina; estabilícelo en el lugar valiéndose de vendajes gruesos.

- Si hubiera una intensa hemorragia vaginal, usted puede necesitar rellenar la vagina de apósitos o telas limpias para estancar el sangramiento.

- Los vómitos pueden ocurrir en cualquier momento, de manera que tenga cerca una vasija, tal como un balde o un tiesto, y un paño húmedo.

- Haga que la víctima descanse sobre el lado izquierdo. Esta es la posición de recuperación (*véase* la página 176). Ayudará a evitar nuevos vómitos y permitirá el drenaje de los fluidos de la boca. Si la víctima está embarazada, también reducirá la presión del feto sobre su sistema circulatorio. Si sospecha que hay una lesión de la columna vertebral, rote con mucho cuidado a la víctima, sosteniéndole la cabeza y el cuello y manteniéndole siempre la cabeza alineada con el cuerpo. Si es posible, que tres o más personas lo ayuden a hacer esto (*véase* la página 123).

- Para ayudar a prevenir el *shock,* acueste a la víctima con las piernas en alto (esto aumentará el flujo sanguíneo al corazón y el cerebro), y manténgala tibia con una manta o un abrigo (*véase* la página 171). *EVITE* mover a la víctima si sospecha que tiene una lesión en la columna vertebral (*véase* la página 122).

- *EVITE* darle comida y bebida a la víctima.

- Tranquilice a la víctima y quédese con ella hasta que llegue el SMU.

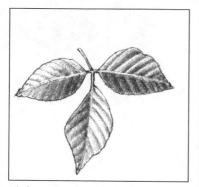

Hiedra venenosa

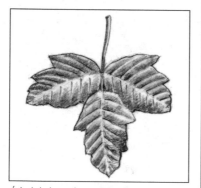

Árbol de las pulgas

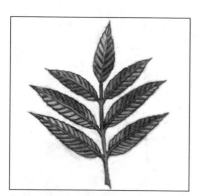

Zumaque venenoso

HIEDRA Y ZUMAQUE VENENOSOS

La hiedra venenosa, el árbol de las pulgas y el zumaque venenoso son plantas relacionadas que se encuentran en todos los Estados Unidos, y que pueden causar una reacción alérgica cuando una persona entra en contacto con su aceite o su resina. La reacción puede ser leve o grave en dependencia de la sensibilidad de la víctima.

Normalmente, se presenta una erupción en el curso de 24 a 48 horas y puede durar por unos pocos días e incluso por algunas semanas. Esta erupción no es contagiosa y no puede propagarse una vez que el aceite (de la planta) ha desaparecido al lavarse la zona en contacto.

Las simples medidas de primeros auxilios, por lo general, tratarán la erupción y aliviarán el escozor. Sin embargo, lo mejor es aprender a reconocer estas plantas y evitar el contacto con ellas.

Indicadores
- Picor
- Rojez
- Erupción
- Ampollas
- Inflamación
- Posible infección, con sensibilidad y pus en el área expuesta (al veneno de la planta)

Qué hacer (y qué no hacer)
- Tan pronto sepa que la víctima ha estado expuesta a la planta, lave inmediatamente el área con agua y jabón. Deje correr el agua durante varios minutos de manera que el aceite de la planta se elimine completamente. Limpie también debajo de las uñas de las manos de la víctima. *NO* esparza el aceite de la planta restregando o frotando el área afectada.

- Lave también las ropas de la víctima así como cualquier otra cosa (tales como una mochila, los zapatos y los cordones de zapatos) que puedan haber estado en contacto con la planta. Recuerde que la ropa y otros artículos que tengan residuos de la planta pueden causar una reacción alérgica meses o años después.

- Para aliviar el picor en la zona afectada, usted podría
  - Aplicar una loción secante (tal como loción de calamina).
  - Contemplar la administración de un antihistamínico, tal como *Benadryl* (hidrocloruro de difenhidramina), si la víctima la ha tomado anteriormente.
  - Haga que la víctima tome un baño tibio que contenga dos tazas de avena coloide (que se encuentra en cualquier farmacia).
- *NO* deje que la víctima se rasque.
- Si la erupción es intensa y persiste, o se presenta una infección, busque asistencia médica.

HIPERTENSIÓN ARTERIAL

La tensión arterial es la fuerza necesaria para llevar la sangre a todas partes del cuerpo. Es creada por la fuerza de la sangre al chocar contra las paredes de los vasos sanguíneos. La hipertensión, o alta tensión, arterial se presenta cuando esta presión aumenta demasiado.

La hipertensión arterial puede deberse a la obesidad, a deficiencias en la dieta, a falta de ejercicio regular, o puede ser hereditaria. La tensión nerviosa (*estrés*) y el beber grandes cantidades de alcohol también pueden desempeñar un papel. Ocasionalmente, la hipertensión denota la presencia de una enfermedad o una lesión.

Si se queda sin tratar, la hipertensión arterial debilita las paredes de los vasos sanguíneos y lesiona órganos, tales como el corazón. Es la causa principal de las apoplejías (*Véase* la página 46), los ataques cardíacos (*Véase* la página 54) y del fallo renal. Medir la tensión arterial regularmente es el único modo de llegar a reconocer la hipertensión y, mediante tratamiento, prevenir graves daños. Si usted o alguno de su familia padece de hipertensión, contemple la posibilidad de comprar un aparato para tomarse la tensión en casa, de manera que la tenga estrictamente vigilada.

CAMBIOS CLAVES PARA CONTROLAR LA HIPERTENSIÓN
- Pérdida de peso, si está obeso
- Ejercitarse regularmente
- Beber alcohol con moderación
- Dejar de fumar
- Comer una dieta saludable y limitar el consumo de sal

Indicadores
- Ataque sin previo aviso
- Dolor de cabeza
- Zumbido en los oídos
- Mareo
- Hemorragia por la nariz
- Sensación de llenura en la cabeza
- Lectura de la tensión arterial de 140/90 a 160/95 (hipertensión incipiente)
- Lectura de la tensión arterial por encima de 160/95 (hipertensión)

Qué hacer (y qué no hacer)
- Tranquilice y reanime a la víctima. Repita las pruebas de la tensión arterial después de quince minutos.
- Busque asistencia médica si la tensión arterial excede a 140/90.
- Si le recetan un medicamento, haga que la víctima lo tome como se lo han indicado.
- Cerciórese de que la víctima se someta a exámenes periódicos para supervisar su tensión arterial.

HIPERVENTILACIÓN

La hiperventilación —respiración agitada y profunda— ocurre cuando la víctima siente que le falta el aire y aumenta el ritmo de su respiración. Mientras esta respiración rápida continúa, la víctima expela demasiado dióxido de carbono, lo cual causa tirantez muscular en el pecho y la garganta, así como hormigueo, entumecimiento y calambres en la manos y pies.

La hiperventilación con frecuencia es causada por la tensión nerviosa (*estrés*) y la ansiedad, aunque puede ser el resultado de afecciones tales como asma, diabetes incontrolada o una lesión en la cabeza. Usted puede tratar y revertir la hiperventilación mediante la aplicación de unos cuantos pasos sencillos.

Indicadores

- Respiración agitada y profunda
- Falta de aire
- Mareo o fatiga
- Hormigueo, entumecimiento o calambre en las manos y los pies
- Entumecimiento alrededor de la boca
- Ansiedad

Qué hacer (y qué no hacer)

- Tranquilice a la víctima.
- Aliente a la víctima a disminuir el ritmo de su respiración. Valiéndose de sus músculos abdominales, la víctima debe inhalar a través de la nariz, mantener el aliento por unos segundos, y luego lentamente exhalarlo a través de los labios fruncidos.
- Si eso no funciona, la víctima puede intentar respirar a través de una bolsa de papel (no de plástico) durante un corto tiempo, mientras usted la anima.
- Si los síntomas continúan, busque asistencia médica.
- Si sospecha que la hiperventilación pueda deberse a una lesión o enfermedad, consigo atención médica de inmediato.

HIPOTERMIA

La hipotermia es un estado que se desarrolla cuando el cuerpo pierde más calor del que produce y la temperatura básica desciende por debajo de los 95° F (34,9° C). La hipotermia a menudo es el resultado de la exposición a temperaturas muy frías y puede estar acompañada por congelación (*Véase* la página 58). Sin embargo, este cuadro también puede presentarse en temperaturas más tibias, bajo condiciones tales como viento y ropas mojadas, o si la víctima permanece inactiva.

DESHIDRATACIÓN

Tenga presente que la exposición a temperaturas frías con frecuencia conduce a la deshidratación (*Véase* la página 69).

Indicadores

HIPOTERMIA LEVE

- La temperatura del cuerpo oscila entre 91° F (32,7° C) y 95° F (34,9° C)
- Escalofríos
- Piel fría y descolorida
- Conducta extraña, tal como confusión o agresividad
- Abdomen frío
- Calambres
- Músculos rígidos

HIPOTERMIA GRAVE

- La temperatura del cuerpo desciende por debajo de los 90° F (32,19° C)
- Los escalofríos cesan
- La víctima no responde
- Pulso lento y débil
- Pupilas fijas (pupilas que no responden a la luz)
- Pérdida de la conciencia
- El corazón deja de latir

Qué hacer (y qué no hacer)

- Lleve a la víctima a un ambiente tibio. Cerciórese de manejar a la víctima con cuidado. Una manipulación ruda puede hacer que el corazón le deje de latir.
- Quítele todas las ropas húmedas y reemplácelas con ropa tibia y seca.
- Mantenga a la víctima tendida horizontalmente. *NO* le suba las piernas.

SI LA VÍCTIMA TIENE HIPOTERMIA LEVE

- Usted puede comenzar calentando a la víctima mediante mantas, calentadores o con botellas de agua caliente cubiertas, o compartiendo con ella el calor de su propio cuerpo. *NO* dé masajes al cuerpo de la víctima.
- Déle a la víctima una bebida tibia que contenga azúcar. *EVITE* darle bebidas que contengan cafeína o alcohol.

SI LA HIPOTERMIA ES GRAVE

- Compruebe los signos vitales de la víctima y proceda en consecuencia (*Véase* la página 10). Esté consciente de que la respiración y el pulso de una víctima de hipotermia puede ser muy débil y difícil de detectar. Por eso es importante tomar de 30 a 45 segundos para verificar la respiración y el pulso de la víctima antes de comenzar la RCP.

- Llame al 911 (SMU) y comience a calentar a la víctima como se explica anteriormente.

INCONSCIENCIA

La inconsciencia ocurre cuando las funciones normales del cerebro se interrumpen debido a una enfermedad o una lesión, incluidas lesiones de la cabeza, apoplejía, ataque cardíaco, *shock,* envenenamiento, hipoglucemia (bajo nivel de azúcar en la sangre), bajo nivel de oxígeno en la sangre, alcoholismo o sobredosis de drogas, y una reacción alérgica grave.

Cuando usted encuentre a una víctima inconsciente, el paso más importante es abrirle las vías respiratorias, comprobar la respiración y el pulso, y darle RCP o respiración de salvamento, si fuera necesario.

Indicadores

- Insensibilidad
- Dificultad para respirar
- Pupilas dilatadas o contraídas
- Fiebre
- Evidencias de consumo abusivo de drogas, tales como botellas vacías o trazas de inyecciones en los brazos o piernas de la víctima
- Lesión en la cabeza
- Exposición a monóxido de carbono proveniente de calentadores o de otros aparatos domésticos
- Brazalete de identificación médica (compruebe en particular si la víctima es diabética)

Qué hacer (y qué no hacer)

- Compruebe los signos vitales de la víctima y proceda en consecuencia (*Véase* la página 10).

- Llame al 911 (SMU).

- Si la víctima tiene diabetes, póngale azúcar debajo de la lengua.

- Suponga siempre que una víctima inconsciente tiene una lesión vertebral.

- Si la víctima no yace de espaldas y necesita respiración de salvamento o RCP, rótela con delicadeza hasta ponerla de espaldas. Sosténgale la cabeza y el cuello, y haga girar el cuerpo como una unidad. De ser posible cuente con la ayuda de tres o más personas para hacer esto. Para abrir las vías respiratorias de la víctima, *NO* le mueva la cabeza o el cuello. Intente alzarle la barbilla sin echarle la cabeza hacia atrás. Si no le vuelve el resuello, inclínele la cabeza suavemente hacia atrás hasta que el aire entre (*Véase "Lesiones vertebrales"* en la página 122).

- Mantenga a la víctima inmóvil. *NO* mueva a la víctima a menos que sea absolutamente necesario (*Véase "Traslado de una víctima de lesión vertebral"* en la página 124).

- Examine a la víctima por si presentara otras lesiones, y trátelas como se debe.

- Cubra a la víctima con mantas o abrigos para mantenerla tibia y ayudar a prevenirla de un *shock*. *NO* ponga a la víctima en posición de *shock:* boca arriba con las piernas elevadas.

- Si la víctima vomita, acuéstela sobre su lado izquierdo (*Véase* la página 176). Sosténgale la cabeza y el cuello y ruédele el cuerpo como una unidad. De ser posible, cuente con la ayuda de tres personas o más (*Véase* la página 123).

INHALACIÓN DE HUMO

El humo de cualquier tipo de fuego puede contener sustancias tóxicas. Cuando se inhala humo, las vías respiratorias de la víctima pueden lesionarse y la respiración puede hacerse difícil.

Sacando a la víctima de la cercanía de lo que produce el humo y supervisando sus signos vitales —vías respiratorias, respiración y circulación (pulso)— usted puede ayudar a prevenir o a reducir el daño de la inhalación de humo.

Indicadores

- Tos
- Aliento con olor a humo o a algún producto químico
- Depósitos negros en la nariz y la boca
- Pelos de la nariz quemados
- Dificultad para respirar
- Pérdida de la conciencia

Qué hacer (y qué no hacer)

- Mueva a la víctima inmediatamente al aire fresco, lejos de la fuente que produce el humo. Cuídese de no convertirse usted mismo en otra víctima (*Véase* la página 25).
- Compruebe los signos vitales de la víctima, y proceda en consecuencia (*Véase* la página 10).
- Llame al 911 (SMU).
- Suelte cualquier ropa ceñida de la víctima, particularmente alrededor del cuello.
- Ponga a la víctima sobre el lado izquierdo. Esta es la posición de recuperación. Evitará que la víctima vomite y permitirá el drenaje de los fluidos de la boca (*Véase* la página 176).
- Si la víctima tiene problemas para respirar, levántele la cabeza y los hombros o colóquela en una posición sedente (sentado).
- Revise a la víctima por si tuviera alguna quemadura y trátela como exige el caso (*Véase* "*Quemaduras termales*" en la página 156).

INSOLACIÓN

La insolación es una afección grave relacionada con el calor. En esta situación, las glándulas sudoríparas son incapaces de refrescar el cuerpo eficazmente (acaso debido al calor o a alguna enfermedad), y la temperatura del cuerpo llega a niveles peligrosamente altos.

E-I

DESHIDRATACIÓN E INSOLACIÓN

La deshidratación (*Véase* la página 69) y algunas medicinas pueden ser algunos de los factores principales de la insolación, especialmente en los ancianos. Los atletas pueden correr el riesgo de padecerla si no sudan lo suficientemente rápido para refrescar sus cuerpos (*Véase "Lesiones deportivas"* en la página 222).

Siempre que ocurre una insolación, es una situación de urgencia que exige una acción rápida de primeros auxilios.

Indicadores

- El cuerpo se siente caliente al tacto
- Piel seca y enrojecida
- Pulso agitado
- Dolor de cabeza
- Náusea, vómitos, diarrea
- Cambios en la conducta, tales como confusión o agresión
- Andar vacilante
- Convulsiones
- Pérdida de la conciencia
- Coma

Qué hacer (y qué no hacer)

SI LA VÍCTIMA ESTÁ CONSCIENTE
- Llame al 911 (SMU).
- Quítele inmediatamente a la víctima tanta ropa como sea posible.
- Rocíe a la víctima con agua, y abaníquele vigorosamente para refrescarla.
- De ser posible, sumerja a la víctima en un estanque bajo agua fría. *NUNCA* deje a la víctima sola en el agua.
- Déle pequeñas cantidades de líquido fresco.
- En cualquier momento pueden presentarse vómitos o diarrea, de manera que tenga cerca una vasija, tal como un balde o un tiesto, y un paño húmedo.

SI LA VÍCTIMA ESTÁ INCONSCIENTE O PIERDE LA CONCIENCIA
- Compruebe los signos vitales de la víctima y proceda en consecuencia (*Véase* la página 10).
- Llame al 911 (SMU).
- Refresque o siga refrescando a la víctima (*Véase* el tema anterior).

• Haga que la víctima se tienda sobre el lado izquierdo. Esta es la posición de recuperación. (*Véase* la página 176). Ayudará a evitar otros vómitos y permitirá que le drenen los fluidos de la boca.

INTOXICACIÓN ALIMENTARIA

La intoxicación alimentaria no es una alergia, sino una reacción a alimentos contaminados o descompuestos. Muchos tipos de alimentos, tales como carne de res y pollo no suficientemente bien cocidos, mariscos o productos lácteos contaminados o indebidamente almacenados, o alimentos cocinados que se quedan demasiado tiempo expuestos a la temperatura ambiente, pueden causar una intoxicación alimentaria.

Los signos de la intoxicación alimentaria pueden aparecer al cabo de unas pocas horas o a las 24 horas o más, después de comer alimentos contaminados o descompuestos. Por lo general, la intoxicación alimentaria es leve y desaparece por sí sola, aunque formas mucho más graves, como el botulismo, exigen tratamiento médico de urgencia.

Indicadores
• Náusea y vómitos
• Diarrea
• Más de una persona afectada
• Escalofríos
• Fiebre
• Dolor abdominal y retortijones
• Dolor de cabeza
• Mareo
• Dificultad para respirar
• Erupción
• Torpeza en el habla
• Visión doble
• Pérdida de la conciencia

PAUTAS PREVENTIVAS

Prevenir la intoxicación alimentaria es simple asunto de manejar, almacenar y cocinar los alimentos de un modo adecuado. Lavarse las manos antes de manipular los alimentos, refrigerar los sobrantes de comida cocinada en el curso de dos horas, y cocinar completamente la carne roja y las aves son sólo algunos de los modos en que usted puede mantener una relación "amistosa" con la comida (*Véase "Prevención de envenenamientos"* en la página 190).

E–I

Qué hacer (y qué no hacer)

- Haga que la víctima descanse. Déle una cantidad abundante de líquidos. Agua, una bebida comercial para deportistas (tal como el *Gatorade*) o una soda clara sin cafeína (tal como el *ginger ale*) son buenas opciones. *NO* le dé a la víctima productos lácteos, tales como leche. *EVITE* darle a la víctima cualquier medicamento para detener la diarrea o el vómito a menos que se lo mande el médico.

- Los vómitos pueden presentarse en cualquier momento, por lo que debe tener a la mano un recipiente, tal como un balde o un tiesto, y un paño húmedo.

- Haga que la víctima se tienda sobre el lado izquierdo. Esta es la posición de recuperación (*Véase* la página 176); ayudará a evitar otros vómitos y permitirá que le drenen los fluidos de la boca.

- Si la fiebre persiste más de 24 horas o si la víctima no puede retener los líquidos, llame al médico (*Véase* "*Deshidratación*" en la página 69).

- Si los síntomas son graves o no ceden, o si usted advierte señales de botulismo (torpeza en el habla, mareo, visión doble, dificultad para respirar o pérdida de conciencia):

  - Compruebe los signos vitales de la víctima, y proceda en consecuencia (*Véase* la página 10).

  - Llame al 911 (SMU).

  - Para ayudar a prevenir un *shock,* haga que la víctima se tienda con las piernas alzadas (esto aumentará el flujo sanguíneo al corazón y el cerebro) y manténgale la temperatura del cuerpo con una manta o un abrigo (*Véase* la página 171).

LESIONES CON UNA CREMALLERA

Es posible que la piel se trabe en los dientes de una cremallera en el momento de abrirlo o cerrarlo. En efecto, no es infrecuente que la piel del pene y el escroto de los testículos resulten trabados en las cremalleras de los pantalones. Aunque usualmente no es nada serio, una lesión causada por un cierre puede ser dolorosa y, en ocasiones, vergonzosa para la víctima. Siempre respete la privacidad de la víctima, muéstrese cauteloso cuando intente liberar la piel trabada por una cremallera y, de ser necesario, consiga atención médica.

Indicadores
- Piel trabada en la cremallera
- Dolor
- Inflamación
- Agitación

Qué hacer (y qué no hacer)
- Lleve a la víctima a un lugar privado si la lesión afecta los genitales.
- *NO* hale la piel que no está trabada por la cremallera. Corte la base de la cremallera para que los dientes de la cremallera se abran.
- Consiga atención médica si fuese necesario.

LESIONES DEL TÓRAX (DEL PECHO)

Si la víctima tiene una lesión del tórax
- Compruebe los signos vitales de la víctima, y proceda en consecuencia (*Véase* la página 10).
- Llame al 911 (SMU).
- *Para una herida succionante* (herida profunda a través de la cual entra aire en el pecho): Fije una bolsa o una envoltura plástica (o cualquier cosa disponible) a la herida para evitar que el aire entre en el tórax. Deje un lado sin sellar para que el aire salga.
- *Para la fractura de una costilla:* Sostenga las costillas y el pecho colocando un objeto suave (tal como una almohada) en el área lesionada y fijándola con vendajes.
- *Para un objeto incrustado:* Mantenga el objeto en su lugar con un apósito grueso y asegúrelo con vendajes. *NO* saque ningún objeto incrustado en una herida en el pecho.

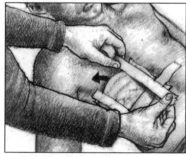

Vendar una herida succionante.

L–M

LESIONES REPETIDAS EN LA CABEZA

La repetición de lesiones menores en la cabeza puede dar lugar a lesiones en el cerebro. Los atletas, así como sus padres y sus entrenadores, deben estar al tanto de las últimas recomendaciones respecto al tratamiento de las lesiones en la cabeza (*Véase* la página 114).

LESIONES EN LA CABEZA

El cuero cabelludo, el cráneo, el cerebro, los vasos sanguíneos y la columna vertebral pueden resultar lesionados por golpes en la cabeza. Algunas lesiones en la cabeza son visibles, tales como las cortaduras en el cuero cabelludo, y pueden sangrar profusamente. Otras, tales como las fracturas de cráneo o las lesiones cerebrales, no siempre se detectan fácilmente.

Todas las lesiones de la cabeza son potencialmente serias y pueden asociarse con lesiones en la columna vertebral. Cuando se prestan primeros auxilios por lesiones de la cabeza, siempre se procede cuidadosamente para proteger el cuello y la columna vertebral.

Indicadores

LESIONES DEL CUERO CABELLUDO
- Descalabradura
- Dolor
- Hemorragia
- Pulso agitado y débil
- Piel descolorida, fría y húmeda
- Sudoración
- La piel en torno a la boca y en los labios adquieren una coloración azulosa (*Véase* la página 47)
- Debilidad y mareo

FRACTURA DE CRÁNEO
- Objeto incrustado o herida penetrante
- Depresión en el cráneo
- Sangre o fluido acuoso y rosáceo (líquido cerebroespinal) que sale por los oídos o la nariz
- Decoloración alrededor de los ojos o detrás de las orejas
- Pupilas asimétricas
- Pérdida de conciencia

LESIÓN CEREBRAL
- Dolor de cabeza intenso
- Problemas de visión, tal como ver doble
- Pupilas asimétricas
- Sangre o un fluido acuoso y rosáceo (líquido cerebroespinal) que sale por los oídos o la nariz
- Debilidad o parálisis
- Cambios de comportamiento
- Vómitos intensos
- Respiración lenta
- Convulsiones
- Pérdida de la conciencia

Qué hacer (y qué no hacer)

SI LA LESIÓN DEL CUERO CABELLUDO NO ES GRAVE
- Lávese las manos con agua y jabón.
- Controle el sangramiento aplicando presión directa.
- Lave la herida con agua y jabón.
- Cúbrala con un vendaje limpio y seco.
- Consiga atención médica.

SI LA LESIÓN DEL CUERO CABELLUDO ES GRAVE O HAY FRACTURA DE CRÁNEO O SE SOSPECHA UNA LESIÓN CEREBRAL
- Compruebe los signos vitales de la víctima, y proceda en consecuencia (*Véase* la página 10).
- Llame al 911 (SMU).
- Coloque una almohadilla estéril o un retazo de tela limpio sobre la herida y aplique presión directa y constante. Si hay fractura de cráneo o algún objeto incrustado, *NO* aplique presión directa y *NO* extraiga el objeto incrustado; presione firmemente a ambos lados de la lesión. *NO* quite las vendas manchadas de sangre; más bien coloque otra encima para restañar la hemorragia.
- Aplíquele una bolsa de hielo al área lesionada para reducir la inflamación.
- Todas las lesiones de la cabeza pueden tener efectos lesivos en la columna vertebral. Si sospecha que se ha producido una lesión en la columna vertebral, *NUNCA*

L–M

mueva a la víctima a menos que sea absolutamente necesario. Sostenga el cuello de la víctima hasta que llegue el SMU, colocándole las manos a ambos lados del cuello, o colocándole unos cojines duros allí (*Véase* también "*Lesiones vertebrales*" en la página 122).

• Los vómitos pueden ocurrir en cualquier momento, por lo tanto, tenga cerca una vasija, tal como un balde o un tiesto, y un paño húmedo.

• Si no sospecha de una lesión en la columna vertebral, acueste a la víctima sobre el lado izquierdo. Esta es la posición de recuperación. (*Véase* la página 176). Ayudará a evitar otros vómitos y permitirá que le drenen los fluidos de la boca.

LESIONES EN LAS MANOS

Al igual que todas las partes del cuerpo, las manos y los dedos pueden verse expuestos a toda una variedad de lesiones, tales como cortaduras o exposición al frío. Pero son particularmente susceptibles a otras lesiones, tales como sangre debajo de las uñas, lastimaduras o pérdida de uñas, y magulladuras en las manos mismas o en los dedos. Usted puede curar fácilmente muchas lesiones de los dedos y manos en casa, aunque otras pueden necesitar atención médica.

Véase también "*Congelación*" (en la página 58); "*Cortaduras*" (en la página 63); "*Exposición al frío*" (en la página 91); y "*Perforaciones*" (en la página 137).

Indicadores
• Uña parcial o completamente desprendida
• Sangre debajo de la uña
• Herida en el dedo o en la mano
• Dolor y sensibilidad
• Inflamación
• Contusión
• Dedos torcidos
• Lugar con una perforación

Qué hacer (y qué no hacer)

MANO O DEDO MAGULLADO

* Ponga una bolsa de hielo sobre el área lesionada para reducir la inflamación.
* Controle el sangramiento de la superficie de las manos o dedos aplicando presión directa con una tela limpia o una venda de gasa. Lave la herida con agua y jabón y cúbrala con una venda limpia y seca. Mantenga la mano en alto por encima del nivel del corazón para evitar que se inflame o lata.
* Para aliviarle el dolor, déle a la víctima acetaminofén o ibuprofén o, si se trata de un adulto, aspirina.
* Verifique el dolor, la sensibilidad y los movimientos en los huesos y articulaciones de los dedos. Consiga atención médica de inmediato si sospecha que hay algún hueso roto (*Véase* la página 122) o alguna dislocación (*Véase* la página 75), o el sangramiento de la herida es profusa o no cesa (*Véase* la página 163).
* Si un dedo ha sido cercenado, llame al 911 (SMU) (*Véase* la página 6).

SANGRAMIENTO DEBAJO DE UNA UÑA

* Ponga el dedo lesionado en agua helada o aplíquele una bolsa de hielo; mantenga en alto la mano de la víctima.
* Aplique un vendaje para absorber la sangre y proteger la uña.
* Consiga atención médica. El personal médico puede aliviar la presión y el dolor creando un agujero en la superficie de la uña.

LASTIMADURA O PÉRDIDA DE UÑAS

* Si la uña está lastimada, manténgala en su lugar envolviéndola en una gasa y asegurándola con esparadrapo.
* Si la uña está parcial o completamente desprendida, úntele un ungüento antibiótico al área y cúbrala con un vendaje adhesivo.
* Consiga atención médica.

L–M

CUANDO UN NIÑO SUFRE UNA LESIÓN GENITAL

Hay otros signos que pueden indicar que un niño ha sufrido una lesión genital. El niño puede:

- Rehusar ir al baño.
- Frotarse o sujetarse la zona genital.
- Quejarse de dolor abdominal.

LESIONES GENITALES

Las áreas genitales, tanto en hombres como en mujeres, son ricas en nervios e irrigación sanguínea. Es por eso que las lesiones en esta zona pueden producir dolores intensos y sangre profusa.

Las lesiones genitales rara vez ponen la vida en peligro, pero son incómodas y dolorosas para la víctima. Usted puede hacer mucho para curar y ayudar a la víctima, así como para proporcionarle algo de suma importancia, privacidad y, en casos de asalto sexual, conservar las pruebas (*Véase* también "*Lesiones con una cremallera*" en la página 112).

Indicadores

- Dolor en la zona genital
- Lesión o herida en la zona genital
- Hemorragia
- Contusiones y cortaduras
- Objeto incrustado en una herida o cavidad corporal
- Pulso agitado y débil
- Piel descolorida, fría y húmeda
- Sudoración
- Debilidad y mareo
- Náusea y vómitos

Qué hacer (y qué no hacer)

SI LA LESIÓN Y LA HEMORRAGIA NO SON GRAVES
- Aplique una presión directa para detener el sangramiento y cúbrala con un vendaje limpio y seco.
- Consiga atención médica.

SI LA LESIÓN Y LA HEMORRAGIA SON GRAVES O SI USTED CREE QUE HA OCURRIDO UN ASALTO SEXUAL
- Compruebe los signos vitales de la víctima, y proceda en consecuencia (*Véase* la página 10).
- Llame al 911 (SMU).
- Proporciónele alivio, apoyo y privacidad a la víctima.
- Pídale a todos los transeúntes innecesarios que se vayan.
- Para ayudar a evitar un *shock,* acueste a la víctima con las piernas en alto (esto aumentará el flujo sanguíneo al

corazón y al cerebro) y consérvele el calor del cuerpo con una manta o un abrigo (*Véase* la página 171). *EVITE* mover a la víctima si sospecha de una lesión en la columna vertebral (*Véase* la página 122).

- Lávese las manos con agua y jabón. Exponga el área genital lo menos posible. *NO* lave la herida ni cambie las ropas de la víctima si sospecha que ha ocurrido un asalto sexual; es importante preservar las pruebas. Si hubiera un objeto incrustado, *NO* lo extraiga; intente estabilizarlo valiéndose de vendas o de ropas abultadas.

- Coloque una almohadilla estéril o un pedazo de tela limpia sobre la herida y aplique una presión directa constante. *NO* aplique presión directa a un objeto incrustado; presione firmemente a ambos lados de la lesión. *NO* quite las vendas manchadas de sangre; más bien coloque otra encima para restañar la sangre.

- Si hubiere una profusa hemorragia vaginal, puede necesitar un paquete de almohadillas sanitarias o de retazos de tela limpios para detenerla. (*Véase también* la página 100).

- Aplique una bolsa de hielo o una compresa fría al área lesionada para reducir la inflamación.

- Si alguno de los órganos genitales ha sido cercenado, envuélvalo en telas limpias y húmedas. La gasa estéril es una buena elección. Coloque la parte envuelta en una bolsa plástica limpia o envuélvala en un pliego plástico y, de ser posible, póngalo en un recipiente de hielo mezclado con agua. Cerciórese de que el hielo nunca toca directamente la parte amputada. Póngale un marbete al recipiente con el nombre y el (los) apellido(s) de la víctima, y la hora del accidente, y llévelo al hospital con la víctima.

LESIONES MUSCULARES

Las torceduras, magulladuras y calambres son las lesiones musculares más comunes (*Véase también* la página 173). Una torcedura muscular es causada por un torpe movimiento inesperado o por un choque violento durante una actividad deportiva. Las magulladuras musculares (contusiones) por lo general se producen debido a un golpe directo. Los calambres musculares, por otra parte, son el resultado de un proceso interno, tal como un desequilibrio de un elemento químico corporal, o cuando el cuerpo carece de agua para excretar productos de desechos.

Los músculos a través de todo el cuerpo, tales como los que se encuentran en las piernas, los brazos, el estómago, los hombros, el cuello y la espalda, corren riesgo de sufrir lesiones. Los primeros auxilios que se recomiendan, entre ellos la aplicación de descanso, hielo, compresión y elevación (cuays siglas en inglés son *RICE; Véase* la página 174), pueden ayudar a ganar tiempo de recuperación y a devolver a la víctima a sus actividades regulares.

Indicadores

TORCEDURAS MUSCULARES
- Dolor, sensibilidad y rigidez en el lugar de la lesión
- Hendidura o protuberancia
- Debilidad y pérdida de función

MAGULLADURAS MUSCULARES (CONTUSIONES)
- Dolor y sensibilidad en la zona lesionada
- Marcas negras y azules

ESPASMOS MUSCULARES
- Dolor intenso
- Movimiento reducido o nulo en el sitio del espasmo

Qué hacer (y qué no hacer)

TORCEDURAS Y CONTUSIONES MUSCULARES
- Comience el procedimiento *RICE* enseguida (*Véase* la página 174).
- Aplique calor luego de 48 a 72 horas.
- Déle a la víctima ibuprofén o, si se trata de un adulto, aspirina para aliviar el dolor y la inflamación de la lesión muscular.
- Si la lesión es grave y no mejora, consiga atención médica.

CALAMBRES MUSCULARES
- Pida a la víctima que suspenda lo que está haciendo.
- Estírele sin brusquedad el músculo afectado.

- Aplique presión y hielo para relajar el músculo. *NO* friccione ni le dé masajes al músculo, porque puede aumentar el dolor.
- Déle a la víctima una bebida deportiva comercial que contenga una equilibrada solución de electrólitos (tal como *Gatorade*).
- Si los calambres persisten, consiga atención médica.

LESIONES NASALES

La nariz es una zona sensible con muchos nervios y vasos sanguíneos. Es por eso que las lesiones en la nariz pueden ser dolorosas, sangrantes y perturbadoras para la víctima. La sangre o el líquido que fluye de la nariz puede indicar una lesión grave en la cabeza. Pero, por lo general, el sangramiento por la nariz es un rasgo común de las lesiones nasales y no signo de nada serio.

Indicadores
- Dolor e inflamación
- Sangramiento por la nariz o cortaduras en la nariz
- La zona del ojo está afectada (por una contusión)
- La nariz aparece rota o doblada fuera de lugar

Qué hacer (y qué no hacer)
- Si sospecha de una lesión en la cabeza o en el cuello, llame al 911 (SMU).
- Haga que la víctima se siente.
- Si ha tenido sangramiento por la nariz, pídale a la víctima que se incline hacia adelante. Aplique con firmeza una presión directa (*Véase "Hemorragia nasal"* en la página 99).
- Si hay un sangramiento producido por una cortadura en la nariz, contrólela aplicando presión directa y cubriendo la cortadura con una venda limpia y seca.
- Compruebe si un cuerpo extraño está trabado en la nariz. De ser así, extráigalo (*Véase* la página 66).
- Aplique una compresa fría o cubra la nariz con una bolsa de hielo.
- Consiga atención médica.

L–M

LESIONES VERTEBRALES

La columna vertebral (también llamada la espina dorsal) es una columna de pequeños huesos (llamados vértebras) que se extiende desde la base del cráneo hasta el cóccix. Estas vértebras rodean y protegen la médula espinal, un grueso cordón de nervios que transmiten los mensajes del cerebro al resto del cuerpo. Una lesión en la columna vertebral puede sólo afectar las vértebras (por ejemplo, una fractura) o puede afectar la médula espinal misma, lo cual, potencialmente, puede dar lugar a la pérdida permanente de la sensibilidad o a la parálisis en la zona por debajo de la lesión.

Caídas, así como accidentes de buceo y automovilísticos, son algunos de los modos en que una persona puede sufrir una lesión vertebral.

Siempre que usted encuentre a una víctima inconsciente o que tenga lesiones en la cabeza, el cuello o la espalda, suponga que ha ocurrido una lesión vertebral. Usted tiene un importante papel que desempeñar en la prevención de otras lesiones en la columna vertebral o en la médula espinal.

Indicadores
• Los síntomas aparecen casi inmediatamente después de que la lesión haya ocurrido
• Entumecimiento u hormigueo
• Debilidad
• Parálisis
• Piel caliente y rubor
• Pulso débil
• Dificultad para respirar
• Dolor de la lesión a los nervios circundantes
• Dolor agudo en la espalda o el cuello
• Pérdida del control de la vejiga o los intestinos

Qué hacer (y qué no hacer)
• Compruebe los signos vitales de la víctima, y proceda en consecuencia (*Véase* la página 10). Si la víctima no yace de espaldas y necesita resucitación cardiopulmonar, o RCP, rótela con delicadeza hasta ponerla de espaldas.

Sosténgale la cabeza y el cuello, y rote el cuerpo como una unidad. De ser posible cuente con la ayuda de tres personas o más para hacer esto. Para abrir las vías respiratorias de la víctima, *NO* le mueva la cabeza o el cuello. Intente alzarle la barbilla (el mentón) sin echarle la cabeza hacia atrás. Si no le vuelve el resuello, inclínele suavemente la cabeza hacia atrás hasta que el aire entre.

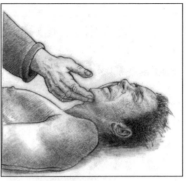

Levantar la barbilla sin inclinar la cabeza hacia atrás.

- Llame al 911 (SMU).

- Mantenga la víctima inmóvil. *NO* mueva a la víctima a menos que sea absolutamente necesario (*Véase "Traslado de una víctima de lesión vertebral"* en la página 124). Si la víctima lleva puesto un casco de ciclista o de motociclista, *NO* intente quitárselo.

- Inmovilice la columna vertebral de la víctima acolchándole la cabeza, el cuello y la espalda con almohadas o toallas gruesas. Sostenga éstas con cualesquiera objetos más pesados, tales como ladrillos o libros.

- Examine a la víctima por si presentaran otras lesiones, y trátelas como sea necesario.

- Cubra a la víctima con mantas o abrigos para mantenerla tibia y ayudar a prevenirla de un *shock*. *NO* ponga a la víctima en posición de *shock*: boca arriba con las piernas en alto.

- Si la víctima vomita, rótela cuidadosamente sobre su lado izquierdo. Sosténgale la cabeza y el cuello, manténgale la cabeza alineada con el cuerpo, y mueva el cuerpo como si fuera una unidad. De ser posible, consiga que tres o más personas lo ayuden a hacer esto.

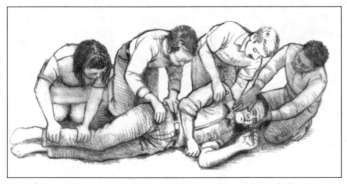

Cuando una víctima con una lesión vertebral vomita, rótela cuidadosamente hasta ponerla sobre su lado izquierdo.

TRASLADO DE UNA VÍCTIMA DE LESIÓN VERTEBRAL

NO mueva a una víctima de una lesión vertebral a menos que la situación sea peligrosa y su vida corra peligro. Si debe mover a la víctima, siempre siga las siguientes reglas básicas:

- Ponga a la víctima en la posición en que usted la encontró, boca arriba, boca abajo o de lado.
- Mueva el cuerpo lentamente, manteniendo siempre la cabeza de la víctima alineada con su cuerpo.
- Cuando sea posible, cuente con la ayuda de otras personas para mover a la víctima.
- *NO* rote la cabeza, el cuello, los hombros o la pelvis.
- *NO* mueva a la víctima de lado.

SI USTED ESTÁ SOLO, ARRASTRE A LA VÍCTIMA POR LAS ROPAS

- Sujete firmemente las ropas de la víctima alrededor de los hombros, valiéndose de sus antebrazos para estabilizarle la cabeza. Desabotónele cualquier ropa en el cuello que pudiera sofocar a la víctima.
- Doble sus rodillas (de usted) mientras hala, manteniendo su peso más cercano al suelo.
- Hale hacia atrás en un movimiento suave hasta que la víctima esté fuera del área.

SI OTROS PUEDEN AYUDARLO, USE LA ROTACIÓN RÍGIDA

- Encuentre una tabla u otra superficie grande y firme, tal como una puerta, para llevar a la víctima. Si no puede hallar nada, válgase de las manos.
- Colóquese a la cabeza de la víctima de manera que usted pueda estar seguro de que la cabeza y el cuerpo se mueva como una unidad.
- Ponga la tabla junto a la víctima de manera que pueda deslizarla debajo de su espalda.
- Pídale a los demás que pongan sus manos en el otro lado del cuerpo de la víctima (el que no da a la tabla). Luego, en un solo movimiento, haga girar a la víctima hasta la tabla. *NO* tuerza la cabeza, ni el cuello ni los hombros ni la espalda de la víctima.
- Coloque dos toallas o mantas enrolladas a cada lado de la cabeza de la víctima para inmovilizarla, y asegúrelas en su lugar con un lazo.
- Asegure a la víctima en la tabla con ataduras, o mantenga a la víctima en su lugar con las manos. Con delicadeza, levante la tabla, manteniendo alineados la cabeza y el cuerpo de la víctima.

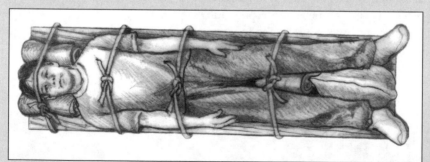

Víctima de una lesión vertebral inmovilizada en una tabla.

L–M

MAL DE ALTURA
(MAL DE LA MONTAÑA)

El mal de altura es causado por la insuficiencia de oxígeno en ciertas altitudes, usualmente por encima de los ocho mil pies (1.200 metros). Puede ser leve y tratarse con medidas sencillas, o puede ser más grave y exigir una acción inmediata para salvar la vida.

Hay dos tipos de mal de alturas. En el edema pulmonar de la altitud elevada (*HAPE* por sus siglas en inglés), los pulmones se llenan de líquido y esto interfiere con la respiración. En el edema cerebral de la altitud elevada (*HACE* por sus siglas en inglés), los fluidos ascienden al cerebro, y causan inflamación de la masa encefálica y entorpecen la función cerebral. Con un rápido descenso a una altitud más baja y aplicación de tratamiento, la mayoría de las personas con mal de altura grave se recobrarán. Pero ignorar o dejar de tratar este cuadro clínico puede conducir a problemas graves.

Indicadores

MAL DE ALTURA LEVE

- Dolor de cabeza
- Falta de aire
- Cansancio
- Inflamación de la cara, los brazos y las piernas
- Náusea y vómitos
- Dificultad para dormir

MAL DE ALTURA GRAVE

EDEMA PULMONAR DE LA ALTITUD ELEVADA (**HAPE**)
- Falta de aire
- Respiración con gorgoteos o estertores
- Tos con esputos sanguinolentos (signos de hemorragia)
- Taquicardia (más de cien latidos por minuto)
- Cianosis (color azuloso) en los labios y en la piel alrededor de la boca (*Véase también* la página 47)
- Dolor de cabeza
- Opresión en el pecho

PAUTAS PREVENTIVAS

Hay pasos a seguir para prevenir el mal de altura, tales como ascender lentamente y detenerse a descansar siempre que se sienta cansado o falta de aire. Algunos medicamentos por receta —*acetazolamida* (*Diamox*) y *dexametasona* (*Decadron*)— pueden ayudar también (*Véase "Cómo prevenir el mal de altura"* en la página 220).

L–M

EDEMA CEREBRAL DE LA ALTITUD ELEVADA (HACE)
- Dolor de cabeza intenso
- Dificultad para caminar
- Náusea y vómitos
- Cansancio extremo
- Alucinaciones
- Confusión e irritabilidad
- Pérdida de la conciencia
- Coma

Qué hacer (y qué no hacer)

MAL DE ALTURA LEVE
- Dígale a la víctima que descanse. *NO* debe seguir subiendo.
- Déle a la víctima líquidos y aspirina o acetaminofén.
- Cerciórese de que la víctima no fume ni ingiera bebidas alcohólicas: ambas cosas pueden empeorar los síntomas.
- Vigile el estado de la víctima. Si los síntomas no mejoran, debe descender y conseguir atención médica de inmediato. Si los síntomas desaparecen por completo, la víctima puede comenzar a ascender de nuevo.

MAL DE ALTURA GRAVE
- Compruebe los signos vitales de la víctima y proceda en consecuencia (*Véase* la página 10).
- Consiga atención médica de urgencia.
- Ayude a la víctima a que descienda por lo menos 1.000 pies (305 metros).
- Coloque a la víctima en posición sedente para facilitar la respiración. Cálmela y manténgale el calor del cuerpo.

MAL DE LYME
Véase "Picaduras de ácaros" en la página 138.

MANIOBRA DE HEIMLICH
Véase "Asfixia" en la página 47.

MORDEDURAS

Las lesiones de mordeduras son causadas por una amplia gama de animales, desde gatos y perros hasta serpientes y arañas. Otros animales, tales como las abejas y cierta fauna marina, pueden picar. Algunas mordeduras o picaduras pueden ser menores y no necesitar más que limpieza adecuada para controlar cualquier infección. Otras pueden conllevar mayores riesgos, tales como tétano, rabia, daños de tejidos, o reacciones alérgicas graves, toda las cuales exigen atención médica de inmediato.

El tratamiento dependerá del animal que ha mordido a la víctima. Para estar seguro remítase al tipo específico de mordedura que la víctima ha experimentado.

Véase también "Mordeduras de gatos, perros y otros animales" (página 127); *"Picaduras de insectos"* (página 143); *"Mordeduras y picaduras de animales marinos"* (página 132); *"Rabia"* (página 159); *"Picaduras de escorpiones"* (página 142); *"Mordeduras de serpientes"* (página 129); *"Picaduras de arañas"* (página 140); y *"Picaduras de ácaros"* (página 138).

MORDEDURAS DE GATOS, PERROS Y OTROS ANIMALES

Los perros y los gatos son una mascota común de muchas casas. Aunque no tan comunes, los hámsteres, conejos, jerbos, castores y ratones también se crían como mascotas. Los animales domésticos pueden ser una fuente de amor, compañía y consuelo, pero también pueden ser causantes de lesiones. Los animales salvajes (por ejemplo, los mapaches) constituyen aún un riesgo mayor para las víctimas, ya que tienen más probabilidades de ser conductores del virus de la rabia.

Los perros y los gatos son responsables de la mayoría de las lesiones causadas por mordeduras de animales. Las mordeduras de perro conllevan dos preocupaciones principales: infección y daño a los tejidos. Las mordeduras de los gatos pueden causar perforaciones profundas que tienen una probabilidad mucho mayor de llegar a infectarse. La mayoría de las mordidas de los animales domésticos son menores y pueden ser fácilmente tratadas. Otras son más serias y pueden exigir un tratamiento médico de urgencia. Todas las mordidas de animales salvajes deben ser tratadas por un profesional de la salud, ya que debe hacerse una cuidadosa evaluación respecto al riesgo de contraer rabia.

Indicadores

- Marcas de mordida que pueden haber roto la piel
- Rojez, inflamación y dolores en el sitio de la mordedura, especialmente de 24 a 48 horas después de haber ocurrido
- Hemorragia
- Ansiedad y temor

Qué hacer (y qué no hacer)

SI LA HERIDA ES GRAVE Y LA VÍCTIMA ESTÁ INCONSCIENTE

- Compruebe los signos vitales de la víctima e intente hacer lo que sea necesario (*Véase* la página 10).
- Llame al 911 (SMU).
- Para ayudar a prevenir un *shock*, deje a la víctima tendida con las piernas en alto (esto aumentará el flujo sanguíneo al corazón y al cerebro) y consérvele el calor del cuerpo con una manta o un abrigo (*Véase* la página 171).
- Lávese las manos con agua y jabón.
- Tranquilice a la víctima y examine la herida.
- Limpie la herida con jabón y agua de una manguera o de una llave a toda presión. Enjuáguela durante diez minutos al menos.
- Si la piel no se ha roto, aplíquele una bolsa de hielo o una compresa fría para aliviar el dolor y la inflamación.
- Si la piel se ha roto, contenga el sangramiento aplicándole presión directa (*Véase* la página 163). Cubra la herida con un vendaje limpio y seco. Procure atención médica de manera que la herida pueda limpiarse de manera más completa. Dependiendo de la herida, puede ser necesaria una sutura (puntos).
- De ser posible, levante el miembro herido por encima del nivel del corazón para reducir la inflamación.
- Intente identificar al animal que ha mordido a la víctima. *NO* se le acerque o intente capturarlo. Si conoce a los due-

ños, póngase en contacto con ellos para saber si el animal ha sido inmunizado contra la rabia. Reporte el incidente de la mordedura a una agrupación de control de animales o a la policía. Si el estado de inmunización del animal se desconoce, el animal debe ser puesto en observación por la rabia (*Véase también* "*Rabia*" en la página 159).

- La víctima puede necesitar una inyección de toxoide tetánico, antibióticos o la serie de vacunas contra la rabia.
- Examine la herida de la víctima todos los días por si se presentaran signos de infección, tales como rojez, inflamación o secreción. Compruebe también si la víctima tiene fiebre. Si nota cualquiera de estos signos, busque asistencia médica.

MORDEDURAS DE SERPIENTES

En los Estados Unidos hay muchas serpientes, pero sólo dos tipos—el crótalo y la serpiente coral— son venenosas. El crótalo —variedad que incluye a la serpiente cascabel, la cabeza de cobre y la mocasín de agua— afecta el sistema circulatorio; la serpiente coral afecta el sistema nervioso.

Ciertos rasgos definidos distinguen al crótalo y a la serpiente coral de las culebras no venenosas. Los centros para el control de venenos de su localidad son expertos en ayudarle a entender la diferencia.

La atención médica de urgencia es esencial para que a la víctima le puedan administrar un antídoto (un fluido que contiene anticuerpos para contrarrestar el veneno). Hasta entonces, usted puede calmar a la víctima, comprobar sus signos vitales, y ayudar a retrasar la diseminación del veneno por el cuerpo.

Indicadores

CRÓTALO
- Una o dos pequeñas perforaciones en la pie
- Dolor intenso y ardor en el sitio de la mordedura
- Inflamación súbita en la zona afectada
- Ampollas de sangre y decoloración alrededor de la mordedura
- *Shock* (*Véase* la página 170)

CÓMO DISTINGUIR UN CRÓTALO DE LA SERPIENTE CORAL

RASGO DEL CRÓTALO (DE LA VARIEDAD CONOCIDA EN LOS ESTADOS UNIDOS COMO "PIT VIPER")
- Cabeza plana y triangular
- Ojos verticales (semejantes a los de un gato)
- Hoyuelos entre los ojos y la nariz
- Una hilera sencilla (en lugar de dos) de placas en la parte inferior de la cola

RASGOS DE LA SERPIENTE CORAL
- Nariz negra
- Cuerpo colorido en que se alternan las listas rojas, amarillas y negras (cada dos listas, una es amarilla)
- Ojos redondos

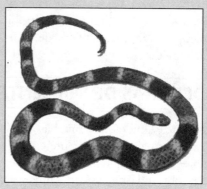

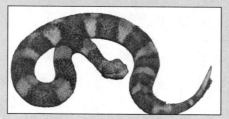

Serpiente cabeza de cobre de banda ancha, un tipo de crótalo

Serpiente coral

SERPIENTE CORAL
- Dolor leve en el sitio de la mordedura
- Somnolencia
- Inestabilidad
- Dificultad al hablar
- Problemas de visión
- Sudoración
- Babeo
- Náusea
- Convulsiones

SERPIENTES NO VENENOSAS
- Marcas de dientes en la piel en forma de herradura
- Dolor leve e inflamación

L–M

Qué hacer (y qué no hacer)

SI LA VÍCTIMA HA SIDO MORDIDA POR UNA SERPIENTE
VENENOSA

* Compruebe los signos vitales de la víctima y proceda en consecuencia (*Véase* la página 10).

* Llame al 911 (SMU). Si es posible, infórmeles qué tipo de serpiente ha mordido a la víctima de manera que pueda prepararse el antídoto.

* Quítele a la víctima cualquier joya o adorno del área afectada.

* Llévese a la víctima (cargándola o caminando poco a poco con ella), y a cualquier otra persona, lejos de la serpiente.

* Haga que la víctima se acueste y manténgala quieta para ayudar a demorar la diseminación del veneno. Si puede, inmovilice el miembro afectado con una tablilla (*Véase* la página 94).

* Lave cuidadosamente el área de la mordedura con agua y jabón. *NO* aplique una bolsa de hielo a la herida. *NO* corte la piel de la víctima ni intente extraer el veneno con la boca. Considere usar un aparato para succionar el veneno de la mordedura de la serpiente si dispone de uno de ellos y si usted ha sido adiestrado para usarlo.

* De ser posible, coloque la zona de la mordedura por debajo del nivel del corazón de la víctima.

* Para evitar un *shock,* haga que la víctima se tienda con las piernas en alto (para aumentar el flujo sanguíneo al corazón y el cerebro). Esto se llama posición de *shock* (*Véase* la página 171). Si sospecha que hay alguna lesión vertebral, *NO* eleve la zona de la mordedura ni ponga a la víctima en posición de *shock.* NO eleve una pierna por encima del nivel del corazón de la víctima si esa pierna ha sido mordida. Cubra a la víctima con mantas o abrigos para que conserve el calor del cuerpo.

* Si la víctima está vomitando o babeando, acuéstela sobre el lado izquierdo. Ésta es la posición de recuperación. Ayudará a evitar los vómitos y a permitir el drenaje de los fluidos de la boca (*Véase* la página 176). Si sospecha que hay una lesión de la columna vertebral, rote con mucho cuidado a la víctima, sosteniéndole la cabeza y el cuello y

manteniéndole siempre la cabeza alineada con el cuerpo. Si es posible, que tres o más personas lo ayuden a hacer esto (*Véase* la página 123).

- *NO* le dé a la víctima ni comida ni bebida.
- Lleve sólo serpientes muertas al hospital, en un envase cerrado.

SI LA VÍCTIMA HA SIDO MORDIDA POR UNA SERPIENTE NO VENENOSA

- Lave cuidadosamente la mordedura con agua y jabón.
- Cúbrala con una venda limpia y seca.
- Consiga atención médica y haga que a la víctima le reactiven la vacuna del tétano si fuera necesario.

MORDEDURAS Y PICADURAS DE ANIMALES MARINOS

Muchos tipos de animales que viven en nuestras aguas pueden morder o picar. Tiburones, barracudas, medusas, fisalias o galeras, corales, anémonas, rayas de púas y caracoles son sólo algunos de los animales marinos que pueden inocularle veneno al cuerpo humano. La mayoría de las mordeduras y picaduras son fácilmente tratadas, aunque debe estar atento por si se produjera una reacción alérgica grave.

Indicadores

REACCIÓN ALÉRGICA LEVE

- Calor, dolor ardiente, inflamación o rojez en el sitio de la picadura
- Retención de partes del animal marino (tal como los tentáculos de una medusa) en el sitio de contacto
- Rubor en la cara, el cuello, las manos, los pies o la lengua
- Urticaria (erupción de ronchas levantadas)

REACCIÓN ALÉRGICA AGUDA

Cualesquiera de los signos anteriores más los siguientes:

- Cerrazón en el pecho y la garganta
- Respiración rápida

- La piel se torna azulosa en los labios y alrededor de la boca (*Véase también* la página 47)
- Náusea o vómitos, o ambas cosas
- Dolor abdominal
- Piel descolorida y húmeda
- Ansiedad

SHOCK ANAFILÁCTICO

Cualesquiera de los signos anteriores más los siguientes:

- Resuello asmático o dificultad al respirar
- Desfallecimiento, somnolencia
- Pérdida de la conciencia

Qué hacer (y qué no hacer)

(*Véase* tambien *"Tratamiento para mordeduras y picaduras específicas"* abajo).

- Quítele a la víctima cualquier ropa o alhaja que cubra la zona lesionada.

L–M

TRATAMIENTO PARA MORDEDURAS Y PICADURAS ESPECÍFICAS

PICADURAS (FISALIAS, MEDUSAS, CORALES, ANÉMONAS)
- Lave el sitio con agua salada y aplique vinagre.
- Raspe el área con una tarjeta plástica, un peine o la hoja de un cuchillo (esto evita que restos de los tentáculos inyecten más veneno). Pueden usarse pinzas para quitar los filamentos largos. *NO* quite esos tentáculos sin protegerse las manos con guantes.
- **Nota:** Los ablandadores de carne no se ha probado que resulten benéficos para estas lesiones.

PUNTURAS O PINCHAZOS (RAYAS DE PÚAS, CONCHAS):
- Lave la herida con agua salada para quitar cualquier veneno.

- Controle el sangramiento aplicando presión directa.
- Empape la herida en agua caliente de 30 a 90 minutos. El agua debe estar lo más caliente posible (110° F a 113° F/43° C a 45° C) sin quemar a la víctima.
- Aplique un vendaje limpio y seco.
- Consiga atención médica.

MORDEDURAS (TIBURONES, BARRACUDAS, ANGUILAS):
- Compruebe los signos vitales de la víctima y proceda en consecuencia (*Véase* la página 10).
- Controle el sangramiento aplicando presión directa.
- Consiga atención médica inmediata como el caso requiera.

- Mantenga a la víctima en reposo y coloque la zona lesionada por debajo del nivel de su corazón, para ayudarle a evitar que el veneno se extienda por todo el cuerpo.
- Si hay hemorragia, dé los pasos necesarios para controlarlo. Siempre lávese las manos antes y después de atender a la víctima.

SI LA HEMORRAGIA NO ES INTENSA
- Aplique una presión directa para detener la hemorragia.
- Lave la herida con agua y jabón.
- Cúbrala con una venda limpia y seca.

SI LA HEMORRAGIA ES INTENSA
- Compruebe los signos vitales de la víctima y proceda en consecuencia (*Véase* la página 10).
- Llame al 911 (SMU).
- Coloque una almohadilla estéril o una tela limpia sobre la herida y aplíquele una presión directa y constante.
- Si hay un objeto incrustado en la herida o un hueso que sobresale, *NO* le aplique una presión directa y *NO* extraiga el objeto incrustado; presione firmemente a ambos lados de la lesión.
- Si la hemorragia no se detiene, aplique una presión mayor con ambas manos en un área más grande. *NO* quite los vendajes manchados de sangre; más bien, coloque otros vendajes encima para absorber la sangre.
- Si la hemorragia continúa, oprima los puntos de presión de la víctima.

REACCIÓN ALÉRGICA GRAVE Y *SHOCK* ANAFILÁCTICO
- Compruebe los signos vitales de la víctima y proceda en consecuencia (*Véase* la página 10).
- Si dispone de un equipo de epinefrina, inyéctele epinefrina según las instrucciones. Más de una dosis puede necesitarse para revertir el *shock* anafiláctico.
- Llame al 911 (SMU). Busque una tarjeta o un brazalete de identificación clínico que contenga información acerca de las alergias de la víctima.

- Para ayudar a prevenir el *shock,* acueste a la víctima con las piernas en alto (esto aumentará el flujo sanguíneo al corazón y el cerebro), y manténgala tibia con una manta o un abrigo (*Véase* la página 171). Si la víctima presenta dificultades para respirar, póngala en una posición sedente (esto es, sentada). *EVITE* mover a la víctima si sospecha de una lesión en la columna vertebral (*Véase* la página 122).

- *EVITE* darle a la víctima comida o bebida.

- Contemple administrarle *Benadryl* (hidrocloruro de difenhidramina) si puede tragar y si ha tomado *Benadryl* anteriormente.

- Anime a la víctima y ayúdele a conservar la calma mientras espera al SMU.

MUTILACIÓN DE UN MIEMBRO

Un miembro puede ser completa o parcialmente cercenado. Este último ocurre cuando el miembro queda todavía sujeto al cuerpo por tejidos o piel. Los dedos, las manos, los dedos de los pies, los brazos o las piernas pueden verse afectados por estos accidentes. Un miembro cercenado con frecuencia puede ser reimplantado mediante cirugía. El éxito de esta cirugía depende de cuán rápidamente la víctima llegó al hospital y cuán bien la parte cercenada se conservó. Si lo conservan debidamente (*Véase* la página 136), un miembro cercenado puede permanecer viable hasta unas 18 horas.

Indicadores
- Un miembro que falta o un miembro que está todavía sujeto al cuerpo por tejidos o piel dañados
- Hemorragia profusa, particularmente cuando un miembro es parcialmente cercenado. Cuando un miembro es completamente cercenado, los vasos sanguíneos a menudo colapsan o se cierran, limitando así la pérdida de sangre.
- Dolor
- *Shock* (*Véase* la página 170)

Qué hacer (y qué no hacer)

- Compruebe los signos vitales de la víctima y proceda en consecuencia (*Véase* la página 10).

- Llame al 911 (SMU).

- Intente detener cualquier sangramiento aplicando presión directa al área de la herida. Levante el miembro si aún está sujeto al cuerpo y póngale un vendaje o tela seca a la herida.

- Para ayudar a prevenir el *shock,* acueste a la víctima con las piernas en alto (esto aumentará el flujo sanguíneo al corazón y el cerebro), y manténgala tibia con una manta o un abrigo (*Véase* la página 171). En este caso siéntela más bien. *EVITE* mover a la víctima si sospecha que tiene una lesión en la columna vertebral (*Véase* la página 122).

- Luego de cerciorarse de que la víctima esté estable, intente encontrar el miembro cercenado. No importa cuán pequeña sea la parte del cuerpo, siga siempre los siguientes pasos a fin de conservarla para llevarla al hospital:

  - Si es posible, limpie cualquier desecho que se haya adherido al miembro cercenado. Enjuáguelo con agua limpia. *NO* lo restriegue.

  - Envuelva el miembro cercenado en un paño limpio y húmedo. La gasa estéril es la mejor elección.

  - Ponga el miembro así envuelto en una bolsa plástica limpia o envuélvalo en un papel celofán o plástico.

  - De ser posible, ponga la bolsa en otra bolsa o recipiente plástico lleno de agua mezclado con hielo. Enfriar el miembro cercenado aumentará las posibilidades de un reimplante exitoso. Pero cerciórese de que nunca el hielo vaya a ponerse en contacto con el miembro amputado.

  - Identifique el paquete con el nombre y apellido(s) de la víctima y la hora del accidente.

  - Compruebe si hubiera otras lesiones además del miembro cercenado. De haberlas, trátelas como sea necesario.

  - Quédese con la víctima, animándola hasta que llegue el SMU. Déle el paquete que contiene el miembro cercenado al SMU, ya que debe entrar al hospital junto con la víctima.

OBJETOS EN OJOS, GARGANTA, NARIZ Y OÍDOS

Véase "Cuerpos extraños en ojos, garganta, nariz y oídos" en la página *66.*

PERFORACIONES

Las perforaciones son heridas pequeñas y profundas hechas por un clavo, un cuchillo, un alfiler o cualquier otro objeto que pueda penetrar la piel. Normalmente, las perforaciones no causan graves heridas sangrantes externas, aunque pueden dañar la piel y los órganos internos (*Véase* también "*Cortaduras*" en la página 63). Sin embargo, si el objeto que causa una perforación afecta una arteria, una vena o un músculo, puede causar lesiones y hemorragia (*Véase* la página 163).

El riesgo de infección es elevado para las perforaciones, particularmente si la herida fue causada por un objeto sucio. Por eso es importante no sólo tratar la herida, sino también encontrar si la inmunización de la víctima contra el tétano está actualizada.

Indicadores

- Hemorragia de una herida abierta
- Objeto incrustado en la herida
- Rojez, calor e inflamación. Estos son signos de infección, que puede ocurrir 24 a 48 horas después de la lesión. Tenga presente que la inflamación puede ser también un signo de lesión interna.

Lesión interna (perforación profunda)

- Inflamación
- Dolor
- Decoloración azul en la piel
- Puede presentarse un *shock* (*Véase* la página 170)

DIABETES Y PERFORACIONES

Si la víctima tiene diabetes o cualesquiera trastornos de la sangre, consulte a un médico sobre la perforación, porque estas víctimas corren mayor riesgo de contraer una infección.

LESIONES CON ANZUELOS

Las lesiones con anzuelos de pescar son comunes y todo el que va de pesca debe estar preparado para sacar un anzuelo. Tenga un par de alicates y cortaalambres en su caja de avíos.

- *NO* intente extraer un anzuelo incrustado que esté cerca del ojo o de una arteria.
- Para las lesiones superficiales en la cuales sólo la punta del anzuelo ha entrado en la piel (no la lengüeta), simplemente extraiga el anzuelo y lave la herida.
- Para lesiones en la cual la lengüeta se ha incrustado en la piel, corte el ojo del anzuelo —donde se ata el cordel— con un par de alicates o cortaalambres; empuje luego el anzuelo hasta que la punta salga de la piel. Agarre el anzuelo con el alicate y extráigalo. Lave la herida y consiga atención médica si la necesita.
- Cerciórese de que la víctima tenga actualizada su inmunización contra el tétano.

P–Q

Qué hacer (y qué no hacer)

- Lávese las manos con agua y jabón.
- Localice el sitio del sangramiento. Si es necesario, quítele o córtele las ropas a la víctima.

SI LA PERFORACIÓN ES MENOR

- Con unas pinzas, quite los objetos incrustados en la capa externa de la piel.
- Aplique presión directa para detener el sangramiento.
- Lave la herida con agua y jabón.
- Cúbrala con una venda limpia y seca.
- Observe si se presentan signos de infección (dolor, sensibilidad, pus y rayas rojas). Consiga atención médica si es necesario.
- Compruebe el estado de la inmunización de la víctima contra el tétano. Si no está actualizada, la víctima puede necesitar una inyección (para reactivarse la inmunización).

PICADURAS

Véase "Mordeduras y picaduras de animales marinos" en la página 132; "Picaduras de arañas" en la página 140; "Picaduras de escorpiones" en la página 142; y "Picaduras de insectos" en la página 143.

PICADURAS DE ABEJAS

Véase "Picaduras de insectos" en la página 143.

PICADURAS DE ÁCAROS

Los ácaros (garrapatas), un pariente cercano de las arañas, son criaturas pequeñas de ocho patas (octópodos) que se encuentran en arbustos, árboles, dunas de arena u otros animales. Se alojan en la piel de humanos y animales y viven de la sangre de sus huéspedes. Aunque sus picaduras son casi siempre indoloras, varios tipos de ácaros pueden transmitir enfermedades graves, como el mal de Lyme, o la fiebre manchada de las Montañas Rocosas de los Estados Unidos y el Canadá.

P–Q

PAUTAS PREVENTIVAS

Usted puede mantenerse libre de ácaros observando unas simples medidas de precaución. Primero, infórmese de si en su zona hay ácaros portadores de enfermedades. Si los hay, cerciórese de usar ropa adecuada, que le cubra tanta piel como sea posible, y manténgase alejado de las hierbas altas y de los bosques tupidos. Luego, hágase exámenes periódicos de todo el cuerpo para ver si se le ha alojado algún ácaro luego de sus actividades campestres.

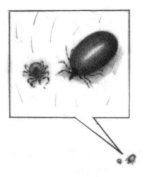

Las garrapatas de venado, especialmente en la etapa de ninfa, son muy pequeñas (ilustración de abajo; las garrapatas se muestran agrandadas en el recuadro, para una mejor identificación). Crecen de cinco a siete veces de tamaño, luego de alimentarse en el cuerpo de una víctima.

Al reconocer un ácaro y quitarlo —rápida y adecuadamente— usted puede contribuir a mantener a una persona libre de las enfermedades graves de las que algunas de estas criaturas son conductoras.

Indicadores
• Ácaro en la piel o debajo de la piel
• Erupción circular en el sitio de la picadura
• Inflamación y picor

Qué hacer (y qué no hacer)
• Si advierte al ácaro caminando en la piel de la víctima, sáquelo con cuidado. *NO* lo triture con sus dedos. Aplástelo con el zapato o tritúrelo con dos piedras.

• Si el ácaro se ha incrustado en la piel, use unas pinzas para extraerlo. Su objetivo es extraer el ácaro intacto. Para hacer esto, atrape al ácaro cerca de la superficie de la piel y extráigalo con una presión estable. *NO* lo tuerza ni tire de él violentamente. Un ácaro removido en el curso de las seis horas de haberse instalado no suele haber tenido tiempo aún de transmitir una enfermedad.

• Una vez que el ácaro ha sido extraído, lave el lugar de la mordedura con agua y jabón. Aplique una compresa o cúbralo con una bolsa de hielo envuelta para reducir el dolor y la inflamación. Más tarde, aplique una loción de calamina para aliviar el picor.

• Si es posible, guarde el ácaro en un frasco para que el personal médico lo examine.

• Compruebe el estado de inmunización contra el tétano de la víctima. Si no está actualizado, puede necesitar una inyección de tétano.

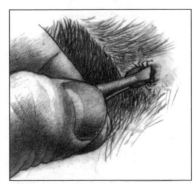

La extracción de un ácaro que está incrustado en la piel.

• Consiga atención médica si se presentan los siguientes síntomas luego de la picadura de un ácaro:

  • Una nueva erupción
  • Fiebre alta
  • Dolor de cabeza
  • Inflamación y dolor de nervios y articulaciones

SI NO PUEDE EXTRAER TODO EL ÁCARO DE LA PIEL DE LA VÍCTIMA

• Consiga atención médica de inmediato.

PICADURAS DE ARAÑAS

Si bien muchas arañas pueden picar (o morder, que de ambos modos suele y puede decirse), sólo dos tipos —la viuda negra y la araña de violín— inyectan un veneno que es peligroso y potencialmente mortal para los humanos. Aunque no es riesgosa para la vida, la mordedura de la tarántula (o araña peluda) puede causar reacciones locales y a veces serias.

Reconocer el tipo de araña que ha picado a la víctima es importante para determinar el tratamiento correcto. El *antivenin* (un fluido que contiene anticuerpos que contrarrestan el veneno) se usa como antídoto para las picaduras de viudas negras, aunque usualmente sólo se les administra a niños menores de cinco años de edad, mujeres embarazadas, ancianos o víctimas con picaduras graves. No existe ningún antídoto para la araña de violín u otras picaduras de araña.

Recuerde que el centro de control de venenos de su localidad es una inapreciable fuente para asesorarle sobre cómo tratar las picaduras de araña.

Indicadores

VIUDA NEGRA

• Los síntomas aparecen de 1 a 24 horas después de la picadura
• Entumecimiento en el sitio de la picadura
• Erupción en la piel

- Dolor agudo y espasmos musculares
- Retortijones abdominales intensos
- Mareo
- Sudoración
- Náusea y vómitos
- Opresión en el pecho
- Dificultad para respirar

ARAÑA DE VIOLÍN
- Los síntomas comienzan a aparecer al cabo de unas pocas horas
- Dolor en el lugar de la picadura
- Inflamación y sensibilidad
- Erupción
- Ampollas que pueden formar úlceras dolorosas (cráteres)
- Fiebres
- Debilidad
- Dolor en el estómago y las articulaciones
- Náusea y vómitos

TARÁNTULA
- De dolor leve a un dolor profundo pulsátil
- Picazón
- Urticaria
- Llagas que pueden tomar algún tiempo en sanar

Qué hacer (y qué no hacer)
- Compruebe los signos vitales de la víctima, y proceda en consecuencia (*Véase* la página 10).

SI UNA VIUDA NEGRA, UNA ARAÑA DE VIOLÍN O UNA TARÁNTULA HA PICADO A LA VÍCTIMA
- Consiga atención médica de inmediato o acuda a la sala de urgencias de un hospital.
- Trate de identificar qué tipo de araña ha mordido a la víctima, y dígaselo al médico para que, de ser posible, pueda preparar un antídoto. Si puede matar la araña sin correr peligro, hágalo y llévela al hospital junto con la víctima.

LA VIUDA NEGRA
- Negra, parda o gris
- Abdomen redondo con manchas rojas o amarillas (a veces con la figura de un reloj de arena) o manchas o listas blancas

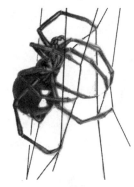

LA ARAÑA DE VIOLÍN
- Del pardo claro al pardo oscuro con patas más oscuras
- Lomo en forma de violín

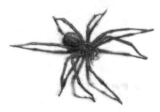

LA TARÁNTULA
- Muy grande
- Peluda

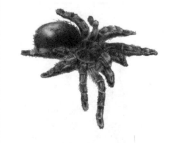

- Si la víctima tiene problemas respiratorios, colóquela en una posición sedente (sentada).
- Si la víctima vomita, acuéstela sobre el lado izquierdo. Ésta es la posición de recuperación. Ayudará a evitar los vómitos y a permitir el drenaje de los fluidos de la boca (*Véase* la página 176). Si sospecha que hay una lesión de la columna vertebral, rote con mucho cuidado a la víctima, sosteniéndole la cabeza y el cuello y manteniéndole siempre la cabeza alineada con el cuerpo. De ser posible, que tres personas o más lo ayuden a hacer esto (*Véase* la página 123).

**SI UNA ARAÑA NO VENENOSA HA PICADO
A LA VÍCTIMA**
- Lave delicadamente la picadura con agua y jabón.
- Cúbrala con una venda limpia y seca.
- Consiga atención médica si la picadura se torna roja, sensible o inflamada.

PICADURAS DE ESCORPIONES

Varios tipos de escorpiones habitan en los Estados Unidos, particularmente en la región del sudoeste. Esta criatura semejante a una langosta marina (aunque mucho más pequeña) tiene un doloroso aguijón, pero, por lo general, no es peligroso. El escorpión de corteza es una excepción. Su ponzoña es lesiva a los humanos, especialmente a los niños, y puede causar una reacción grave que exige atención médica de inmediato.

Observando atentamente a la víctima y respondiendo en el caso de presentarse una reacción severa, usted puede ayudar a prevenir que una picadura grave resulte mortal.

Indicadores

REACCIÓN LEVE
- Dolor instantáneo y ardor en el sitio de la picadura
- Entumecimiento y hormigueo

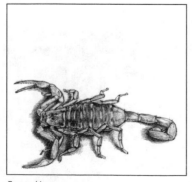
Escorpión

REACCIÓN GRAVE

- Dolor intenso
- Parálisis
- Contorsiones incontroladas
- Pulso agitado
- Aumento de la salivación
- Dificultad para respirar
- Convulsiones
- El corazón cesa de latir

Qué hacer (y qué no hacer)

- Compruebe los signos vitales de la víctima y proceda en consecuencia (*Véase* la página 10).
- Lave cuidadosamente el sitio de la picadura con agua y jabón.
- Aplique una bolsa de hielo cubierta o compresas frías, para reducir la inflamación en el sitio de la picadura.
- Consiga atención médica.

SI LA REACCION SE TORNA GRAVE

- Llame al 911 (SMU) y siga supervisando los signos vitales hasta que llegue el SMU.
- Para ayudar a prevenir el *shock,* acueste a la víctima con las piernas en alto (esto aumentará el flujo sanguíneo al corazón y al cerebro), y manténgala tibia con una manta o un abrigo (*Véase* la página 171). *EVITE* mover a la víctima si sospecha que tiene una lesión en la columna vertebral (*Véase* la página 122).
- Si la víctima tiene un problema respiratorio, acomódela en una posición sedente (sentada).
- Anime a la víctima y ayúdela a conservar la calma mientras espera al SMU.
- *NO* le dé a la víctima comida ni bebida.

PICADURAS DE INSECTOS

Los insectos, incluidos las abejas, las avispas, los avispones y las hormigas bravas, inyectan veneno cuando usan sus aguijones. A diferencia de las avispas y los avispones, las

---

P–Q

PAUTAS PREVENTIVAS

Usar repelente de insectos y una ropa adecuada es la mejor manera de evitar las picaduras de los insectos. *Véase "Excursiones y campismo"* en la página 215.

abejas dejan sus aguijones clavados y estos pueden seguir liberando veneno en el cuerpo de la víctima.

Las picaduras de insectos pueden ser dolorosas y a veces alarmantes, pero usualmente sólo causan una reacción leve que se alivia con medidas sencillas. Sin embargo, si a una persona la pican en la boca o en la garganta, o si es alérgica a la ponzoña, puede ocurrir una reacción alérgica mucho más grave. Si se deja sin atender, una reacción alérgica intensa puede conducir a un *shock* anafiláctico. Actuando con prontitud y obteniendo atención médica de inmediato, usted puede salvar la vida de la víctima.

Indicadores

REACCIÓN LEVE
- Calor, dolor quemante, inflamación o rojez en el sitio de la picadura
- Urticaria (erupción de ronchas levantadas)

REACCIÓN ALÉRGICA AGUDA

Cualesquiera de los signos anteriores más los siguientes:

- Cerrazón en el pecho y la garganta
- Respiración rápida
- La piel se torna azulosa en los labios y alrededor de la boca (*Véase* también la página 47)
- Náusea o vómitos, o ambas cosas
- Dolor abdominal
- Piel descolorida y húmeda
- Ansiedad

SHOCK ANAFILÁCTICO

Cualesquiera de los signos anteriores más los siguientes.

- Resuello asmático o dificultad al respirar
- Sentirse desfallecido, somnoliento
- Pérdida de la conciencia

P–Q

Qué hacer (y qué no hacer)

REACCIÓN LEVE

- Si la víctima tiene el aguijón de una abeja, busque el aguijón en la piel y sáquelo. Extraiga el aguijón con las uñas, la hoja de un cuchillo o una tarjeta de crédito. *NO* use pinzas. Un aguijón puede liberar más veneno si lo exprime con unas pinzas.

- Lave con agua y jabón el sitio de la picadura y cúbrala con una compresa fría o una bolsa de hielo. Si es posible, mantenga el sitio de la picadura por debajo del nivel del corazón de la víctima.

- Para reducir el dolor de la picadura, aplique una pasta de bicarbonato de sodio y agua.

- Para aliviar la picazón o la inflamación, aplique loción de calamina. Contemple administrarle *Benadryl* (hidrocloruro de difenhidramina) si puede tragar y si ha tomado *Benadryl* anteriormente.

- Observe a la víctima por si se presentase una reacción alérgica. Una reacción retardada puede presentarse hasta 24 horas después de que la víctima fuera picada por la abeja.

- Manténgase observando el sitio de la picadura durante dos o tres días. Si se llegara a infectar, lleve la víctima a un médico.

REACCIÓN ALÉRGICA GRAVE Y *SHOCK* ANAFILÁCTICO

- Compruebe los signos vitales de la víctima y proceda en consecuencia (*Véase* la página 10).

- Si dispone de un equipo de epinefrina, inyéctele epinefrina según las instrucciones. Puede necesitarse más de una dosis para revertir el *shock* anafiláctico.

- Llame al 911 (SMU). Busque una tarjeta o un brazalete de identificación clínico que contenga información acerca de las alergias de la víctima.

- Si la víctima usa un inhalador para el asma, ayúdelo a usarlo.

- Contemple administrarle *Benadryl* (hidrocloruro de difenhidramina) si puede tragar y si ha tomado *Benadryl* anteriormente.

P–Q

- Para ayudar a prevenir el *shock,* acueste a la víctima con las piernas en alto (esto aumentará el flujo sanguíneo al corazón y el cerebro), y manténgala tibia con una manta o un abrigo (*Véase* la página 171).
- Si la víctima presenta dificultades para respirar, póngala en una posición sedente (esto es, sentada).
- Si la víctima fue picada por una abeja, busque el aguijón en la piel y extráigalo (como se explicó anteriormente).
- Anime a la víctima y ayúdele a conservar la calma mientras usted espera por el SMU.
- *EVITE* darle a la víctima comida o bebida.

POSTRACIÓN DE CALOR

Sudar es una manera vital que nuestros cuerpos tienen para mantenerse frescos. Pero cuando sudamos excesivamente y no bebemos suficiente líquido, podemos perder demasiada sal y agua, lo cual da lugar al colapso por calor. Esta afección suele ser causada por el excesivo ejercicio, particularmente en un clima caluroso, incluido el trabajo que se lleva a cabo durante largos períodos de tiempo en oficinas calurosas y mal ventiladas.

En la mayoría de los casos, ayudar a una víctima de colapso por calor consiste en un ejercicio sencillo que ayudará a la víctima a recuperarse rápidamente y evitará otros cuadros más graves como la insolación (*Véase* la página 109. *Véase también* "*Deshidratación*" en la página 69).

Indicadores
- Sudoración abundante
- Sed intensa y lengua seca
- Piel descolorida, fría y húmeda
- Calambres en el abdomen, las piernas y los brazos
- Dolor de cabeza
- Pulso rápido y débil
- Náusea y vómitos
- Diarrea
- Mareo y desvanecimiento

PAUTAS PREVENTIVAS

El colapso debido al calor puede presentarse rápidamente si usted está activo en un medio caliente. Puede protegerse valiéndose de unos cuantos pasos razonables tales como beber mucha agua (en efecto, más de la que necesita) y descansar si siente demasiado calor (*Véase "Lesiones deportivas"* en la página 222).

P–Q

Qué hacer (y qué no hacer)

- Inmediatamente, traslade a la víctima a un lugar fresco.
- Déle a la víctima agua fresca o cualquier otra bebida que esté disponible. *EVITE* las bebidas que contienen cafeína o alcohol y *NO* le dé a la víctima tabletas de sal.
- Levante y sostenga las piernas de la víctima.
- Suéltele cualquier ropa ajustada.
- Abanique a la víctima y póngale una compresa fría en la frente.
- Si los síntomas persisten, consiga atención médica.

Si la víctima pierde la conciencia

- Compruebe los signos vitales de la víctima, y proceda en consecuencia (*Véase* la página 10).
- Llame al 911 (SMU) y siga refrescando a la víctima (*Véase* "*Insolación*" en la página 109).
- Haga que la víctima se tienda sobre el lado izquierdo. Esta es la posición de recuperación. (*Véase* la página 176). Ayudará a evitar otros vómitos y permitirá que le drenen los fluidos de la boca.

PROBLEMAS DE LOS OJOS O SÚBITOS CAMBIOS DE VISIÓN

El ojo es un órgano sensible que puede lesionarse fácilmente con golpes, quemaduras o cuerpos extraños (*Véase también* la página 137). Enfermedades, tales como glaucoma aguda, pueden afectar los ojos sin aviso y dañar la visión. La inflamación, tal como la conjuntivitis, puede ser causada por una infección, alergia, afecciones clínicas o una lesión.

Al prestar servicios de primeros auxilios para lesiones en los ojos y problemas de visión, usted puede ayudar a evitar que la víctima pierda la vista.

Indicadores

LESIÓN DEL OJO

- Dolor en el ojo o punzada intensa
- Inflamación, contusión o rojez en la zona del ojo
- Hemorragia del ojo o del párpado

PAUTAS PREVENTIVAS

Los ojos pueden afectarse por el sol tanto como la piel. Cuando se exponga al sol, use siempre lentes ahumados que bloqueen del 99% al 100% de la radiación UVA y UVB.

P–Q

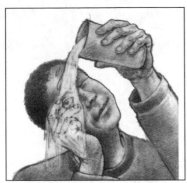

Lavarse el ojo por una quemadura química.

- Incapacidad de abrir los ojos
- Lagrimeo
- Parpadeo constante
- Sequedad, picazón
- Visión reducida o doble o pérdida de la vista

SÚBITOS CAMBIOS EN LA VISIÓN
- Dolor en el ojo y cambios en la visión súbitos no relacionados con ninguna lesión
- Dolor de cabeza
- Náusea y vómitos
- Visión reducida o doble o pérdida de la vista

OJOS ENROJECIDOS
- Rojez del blanco de los ojos
- Cambio en la visión
- Dolor con el movimiento del ojo
- Dolor de cabeza
- Náusea y vómitos
- Secreción y costra en los ojos

Qué hacer (y qué no hacer)
- Trate todas las lesiones o los cambios súbitos en la visión, incluida la remoción de los lentes de contacto si la víctima los usa. Los lentes de contacto pueden quitarse:
    - Sosteniendo el párpado superior de la víctima, y valiéndose de su pulgar o de sus dedos.
    - Deslizando el lente de contacto hacia el lagrimal exterior del ojo con el pulgar de la otra mano.
    - Halando la piel en ese lagrimal hacia afuera y hacia abajo, el lente debe salir.
- Si tiene problemas al sacar los lentes de contacto, espere que el personal médico lo haga.

LESIONES EN LOS OJOS

Ojo amoratado
- Siente a la víctima.
- Aplíquele una bolsa de hielo, envuelta en una tela, para

reducir el dolor y la inflamación. *NO* le aplique ninguna presión al ojo lesionado o al área del ojo.

- Consiga atención médica inmediata si:
  - El dolor, la contusión o la inflación es intensa o continua.
  - La visión de la víctima se reduce.

Quemaduras químicas

- Sostenga el párpado abierto y use una corriente de agua suave durante por lo menos veinte minutos para eliminar el producto químico. Vuelva la cabeza de la víctima de manera que el agua no le vaya a caer en el ojo ileso. *NO* use lavaojos ni gotas para los ojos, a menos que un médico o el SMU le diga que lo haga.
- Lave el ojo desde el lado de la nariz hacia afuera.
- Cerciórese de que —al lavar el ojo lesionado— el producto químico no vaya a caer en el otro ojo.
- Aplique gasa y vendajes holgados en ambos ojos.
- Consiga atención médica de inmediato.

Cortaduras

- Cubra ambos ojos con gasa y vendajes holgados, y consiga atención médica. *NO* lave los ojos y *NO* trate de detener el sangramiento aplicando presión directa.
- Si la cortadura y el sangramiento son graves:
  - Llame al 911 (SMU).
  - Para ayudar a evitar un *shock*, haga que la víctima se tienda con los pies elevados (esto aumentará el flujo sanguíneo al corazón y al cerebro) y manténgale el calor del cuerpo con una manta o un abrigo (*Véase* la página 171). *EVITE* mover a la víctima si sospecha que se ha producido una lesión en la columna vertebral (*Véase* la página 122).

Lesión penetrante

- Llame al 911 (SMU).
- Acueste a la víctima.
- Coloque un vaso de papel o un cono de cartón sobre el ojo lesionado para protegerlo y mantener el objeto incrustado en su lugar. Cerciórese de que el vaso o el cono es más grande que la parte del objeto incrustado que

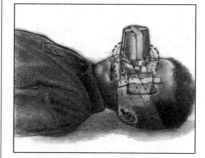

Usar un vaso para cubrir un ojo con una herida perforante, un vendaje en el ojo ileso, y un vendaje (que se señala con las líneas intermitentes) para mantener el vaso y el vendaje en su lugar.

P–Q

sobresale. Fije con cinta adhesiva el vaso o el cono a la cara de la víctima y asegúrelo con vendajes envueltos ligeramente alrededor de la cabeza. *NO* lave el ojo ni intente extraer el objeto incrustado, tales como una aguja o un cuchillo.

- Cubra el ojo ileso con una almohadilla de gasa estéril. Esto detendrá los movimientos del ojo lesionado.
- Anime a la víctima y acompáñela hasta que llegue el SMU.

CAMBIO DE VISIÓN REPENTINO

- Tranquilice a la víctima.
- Consiga atención médica de inmediato. Puede que haga falta una intervención quirúrgica inmediata para corregir el problema.

OJO ENROJECIDO

- Consiga atención médica.
- Aplique compresas tibias.
- Lave el párpado con champú no irritante para bebés y enjuáguelo bien.

QUEMADURAS

Las lesiones por quemaduras tienen diversos orígenes: calor (tanto húmedo como seco), productos químicos, humo, corriente eléctrica, rayos y sol. La gravedad de una quemadura depende de su tamaño, localización y profundidad.

TAMAÑO

Cuanto mayor sea el área quemada, más grave es la quemadura.

LOCALIZACIÓN

Las quemaduras de los pies, las manos, la cara, las vías respiratorias y los genitales suelen considerarse las más serias.

PROFUNDIDAD

Cuanto más profunda es una quemadura, más grave es. Anteriormente, la profundidad de una quemadura se clasificaba como de primer, segundo y tercer grados. Ahora es más comúnmente descrita como superficial (lesión menor en la capa externa de la piel o epidermis), de espesor parcial (cuando la piel está lesionada pero en su mayor profundidad no está completamente destruida) y de espesor total (en que la totalidad de la piel, los folículos pilosos, los músculos, los nervios, los huesos o los órganos internos están dañados o destruidos).

La manera en que usted responda a una quemadura estará determinada por el tipo de quemadura y su gravedad. Pero he aquí una regla que tiene común aplicación para todas las quemaduras: la acción inmediata para apagar el fuego y enfriar la quemadura con agua ayudará a limitar el daño a la víctima.

QUEMADURAS DE SOL

Las quemaduras de sol son causadas por una exposición excesiva a los rayos ultravioleta (RU). Las lámparas de sol y las camas de broncearse pueden ser igualmente dañinas. El daño suele traducirse en quemaduras superficiales (lesiones menores de la epidermis). También pueden ocurrir quemaduras más graves, de espesor parcial (en que la piel se lesiona pero sus tejidos más profundos no quedan completamente destruidos. *Véase* la página 152).

En lo tocante a los pasos iniciales de los primeros auxilios, las quemaduras de sol no difieren de las otras quemaduras: hay que detener el proceso quemante y refrescar la quemadura.

Indicadores
• Rojez y picazón
• Sensibilidad
• Inflamación
• Ampollas

Qué hacer (y qué no hacer)
• Haga que la víctima salga del sol o de cualquier otra fuente de rayos UV.
• Refresque la quemadura colocando el área lesionada en agua fría. Un tratamiento alternativo sería aplicar com-

P–Q

PAUTAS PREVENTIVAS

Hay muchas cosas que usted puede hacer para prevenir una quemadura de sol.

- No se exponga al sol cuando sus rayos son más fuertes —entre las diez de la mañana y las tres de la tarde— y cuando el índice de UV es alto. Tenga presente que los rayos dañinos del sol pueden atravesar las nubes, el agua y algunas telas.
- Siempre use un filtro solar (loción antisolar), ya sea que esté en la playa, en el jardín o en las laderas de una montaña esquiando. Elija un filtro solar de amplio espectro con un factor de protección solar (SPF por sus siglas en inglés) de por lo menos 15. Aplique el filtro solar abundantemente en todas las áreas expuestas, por lo menos de 15 a 30 minutos antes de salir. *NO* use filtro solar en niños menores de seis meses de edad (sus cuerpos no pueden procesar los compuestos químicos del mismo). En lugar de eso, mantenga a su bebé en la sombra y vístalo con la ropa adecuada y un sombrero (*Véase* lo que sigue).
- Use un sombrero, idealmente con un ala de por lo menos 3 pulgadas o con faldillas que cuelguen por todas partes.
- No se olvide los lentes de sol, incluso para los niños. Los mejores son los modelos de armaduras anchas que doblan. Para protegerle, los lentes de sol deben bloquear del 99% al 100% de la radiación de los UVA y de los UVB. Verifique la etiqueta para estar seguro.
- Siempre que sea posible, use camisas de mangas largas y pantalones o faldas largas cuando esté en el sol. Elija una tela de trama tupida.

presas frías al área quemada o la víctima puede tomar frecuentes duchas frías.

- Para reducir la inflamación, aplique lociones (tales como emulsión de aloe vera), algún *spray* de alivio para la quemadura, o hidrocortisona en crema para el área afectada, que se puede adquirir sin receta.
- Déle a la víctima mucha agua fría para beber.
- El acetaminofén o el ibuprofén o, si se trata de un adulto, la aspirina, pueden aliviar el dolor de la víctima.
- *NO* estalle las ampollas si se producen. Si las ampollas se rompen por sí solas, lave el área con un jabón antibacteriano y cúbrala con un vendaje limpio y seco. Consiga atención médica.

Si la quemadura de sol es grave

- Detenga el proceso quemante y refresque la quemadura (como se indica arriba).
- Cubra el área quemada con un vendaje limpio y seco, y si es posible, elévela (en relación con el resto del cuerpo).
- Consiga atención médica. El médico puede recetarle a la víctima algún ungüento o cualquier otra medicina.

P–Q

• Observe si aparecen señales de infección (dolor, sensibilidad, pus o marcas rojas).

QUEMADURAS ELÉCTRICAS

Una persona puede quemarse si se pone en contacto con la corriente eléctrica que proviene de un tomacorriente, un cable de la electricidad, la línea de un ferrocarril (movido por electricidad) e incluso un rayo.

Existen dos tipos principales de quemaduras eléctricas: las quemaduras propiamente dichas, y las lesiones eléctricas. Las quemaduras de arco son causadas por la electricidad que salta de un punto a otro de la piel. Una lesión eléctrica es causada por una corriente que pasa a través del cuerpo. Con las lesiones eléctricas, las quemaduras aparecerán no sólo en el sitio donde la corriente entró en el cuerpo, sino también por el sitio por donde salió. La mayor parte del daño, sin embargo, es interno, y la lesión a veces es más extensa de lo que al principio parece.

Todas las quemaduras eléctricas deben tratarse como graves. Las medidas de primeros auxilios pueden hacer mucho para reducir las lesiones a la víctima. Pero esté consciente de que con las quemaduras eléctricas, usted debe actuar cuidadosamente para evitar exponerse a la corriente eléctrica.

Indicadores
• Sacudida y estremecimiento bruscos
• Marcas de quemaduras en la piel o en la boca
• Inflamación y señales de piel chamuscada en los puntos por donde la corriente ha pasado a través del cuerpo
• Dolor
• Dolor de cabeza
• Dificultad para respirar
• Dolor muscular u óseo si la víctima fue lanzada al suelo
• Pérdida de la conciencia
• Paro cardíaco (el corazón cesa de latir)

Qué hacer (y qué no hacer)
• Nunca se acerque a la víctima hasta que esté seguro de que la corriente haya sido desconectada. En la casa, desconecte

---

PAUTAS PREVENTIVAS

Usted puede ayudar a prevenir quemaduras eléctricas en su casa tomando estrictas precauciones. Eso significa instalar tapas de seguridad en los tomacorrientes, manteniendo los aparatos electrodomésticos lejos del agua, y desconectándolos cuando no están en uso. Y esas son sólo unas cuantas de las medidas que puede tomar (*Véase "Una casa a prueba de niños"* en la página 182 y *"Seguridad cuarto por cuarto"* en la página 197). Usted también puede protegerse, al igual que a su familia, de un rayo con unas cuantas medidas sencillas (*Véase "Tempestad eléctrica"* en la página 228).

P–Q

la electricidad en la caja de fusibles, el interruptor de circuitos o en la caja externa de conmutadores, o desconecte el aparato. Si la víctima ha estado en contacto con electricidad de alto voltaje (tales como cables de alta tensión), llame a la compañía de electricidad o al 911 (SMU) y aléjese por lo menos 20 pies (6 m) hasta que algún experto le diga que puede acercarse a la víctima sin peligro.

- Compruebe los signos vitales de la víctima y proceda en consecuencia (*Véase* la página 10).
- Cubra la quemadura con un material limpio, no esponjoso. *NO* le aplique ungüentos ni cremas.
- Para ayudar a evitar un *shock,* haga que la víctima se tienda con las piernas en alto (esto aumentará el flujo sanguíneo al corazón y al cerebro) y manténgale el calor del cuerpo con una manta o un abrigo (*Véase* la página 171). *EVITE* mover a la víctima si sospecha que se ha producido una lesión en la columna vertebral (*Véase* la página 122).
- Consiga atención médica si la electricidad pasó a través del cuerpo de la víctima (por ejemplo, si entró por una mano y salió por una pierna), y si se ha producido una lesión en la piel (esto puede ocurrir, por ejemplo, cuando un niño muerde un cordón eléctrico).

QUEMADURAS QUÍMICAS

Una quemadura química es causada por contacto con un producto químico corrosivo (seco o húmedo). Muchos productos químicos pueden causar quemaduras, desde los que se encuentran en el hogar (tales como blanqueadores o limpiadores de horno), hasta productos químicos de potencia industrial que se usan en fábricas.

Los signos de las quemaduras químicas pueden tomar un tiempo en aparecer, pero no deje que eso lo engañe. Las quemaduras químicas siempre necesitan atención inmediata. Algunos productos químicos siguen quemando mientras están en contacto con la piel o los ojos. La rapidez con que usted actúe puede significar una notable diferencia en las lesiones de la quemadura.

PAUTAS PREVENTIVAS

El manejo y almacenaje adecuados de productos químicos en el hogar puede evitar las quemaduras (para más información, *Véase* la página 194).

P–Q

Indicadores

- La víctima ha entrado en contacto con un producto químico
- Dolor intenso y punzante
- Rojez, ampolladura e inflamación alrededor del sitio de la quemadura (estos signos puede que no se manifiesten de inmediato)

Qué hacer (y qué no hacer)

- Póngase en contacto con el centro de control de venenos de su localidad.
- Póngase guantes protectores y, si es posible, visera de protección. Debe estar seguro de que el producto químico no lo afectará a usted.
- Quite con un cepillo cualquier producto químico seco. Sumerja inmediatamente el área afectada en agua fría durante veinte minutos o más, hasta que la víctima ya no perciba una sensación quemante. *NO* use un atomizador. Si el producto químico ha afectado los ojos de la víctima (*Véase "Cuando se afectan los ojos"* abajo).
- Mientras está lavando el área afectada, quítele cualquier ropa a la víctima que pueda haber estado expuesta al producto químico.

CUANDO SE AFECTAN LOS OJOS

Los ojos resultan un blanco fácil cuando se produce un derrame de productos químicos; en consecuencia, cerciórese de prestar primeros auxilios inmediatamente para evitar lesiones permanentes.

- Mantenga el párpado abierto y use una suave corriente de agua para lavar el ojo durante 20 minutos. Esto es particularmente importante para quemaduras de sustancias alcalinas, tales como la lejía.
- Cerciórese de evitar que el agua con que lava el ojo de la víctima vaya a caer en el otro ojo o en cualquier otra parte de su cuerpo.
- *NO* use un lavaojos ni gotas para los ojos, a menos que un médico o el SMU se lo prescriba.

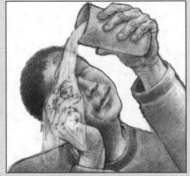

Lavarse el ojo después de sufrir una quemadura química.

P–Q

- Lave el área quemada con agua y jabón. Séquela delicadamente y cúbrala con una venda seca y estéril. Para áreas más grandes, use una toalla o una funda de almohada limpias. *NO* use neutralizadores (tales como polvo de hornear o vinagre) en un intento de contrarrestar el producto químico, y *NO* aplique ungüentos o cremas al área quemada.
- Consiga atención médica.

SI LA VÍCTIMA TIENE DIFICULTADES RESPIRATORIAS O PÉRDIDA DE LA CONCIENCIA

- Compruebe los signos vitales de la víctima, y proceda en consecuencia (*Véase* la página 10).
- Llame al 911 (SMU).
- Para ayudar a evitar un *shock*, haga que la víctima se tienda con las piernas en alto (esto aumentará el flujo sanguíneo al corazón y al cerebro) y manténgale el calor del cuerpo con una manta o un abrigo (*Véase* la página 171). *EVITE* mover a la víctima si sospecha que se ha producido una lesión en la columna vertebral (*Véase* la página 122).
- Si puede, dígale al SMU qué producto químico ha quemado a la víctima.

QUEMADURAS TERMALES

Las quemaduras termales pueden ser causadas por el calor húmedo (tal como el vapor o un líquido caliente) o por el calor seco (por ejemplo, un horno caliente o llamas).

Su respuesta a una quemadura termal depende de la profundidad de la quemadura, así como de su localización y tamaño. Pero, en cualquier caso, detener el proceso quemante y refrescar la quemadura son las primeras prioridades.

Indicadores

QUEMADURAS SUPERFICIALES (LESIONES MENORES A LA CAPA SUPERIOR DE LA PIEL)

- Rojez
- Inflamación y dolor leves

PAUTAS PREVENTIVAS

La posibilidad de quemaduras termales está presente en muchas partes de su casa, particularmente en el baño y la cocina. Por suerte, hay muchas cosas que usted puede hacer para evitar el riesgo de quemaduras termales: fijar el termostato del calentador de agua en menos de 100° F (37° C) y cocinar en las hornillas traseras del fogón pueden significar un gran comienzo (*Véase "Seguridad cuarto por cuarto"* en la página 197).

P–Q

QUEMADURAS PARCIALES (LA PIEL ESTÁ LESIONADA PERO LAS CAPAS MÁS PROFUNDAS NO ESTÁN COMPLETAMENTE DESTRUIDAS)

• Apariencia de estar en carne viva

• Inflamación y dolor agudo

• Ampollas

• Líquido que rezuma del área quemada

QUEMADURAS TOTALES (TODAS LAS CAPAS DE LA PIEL, LOS FOLÍCULOS PILOSOS, LOS MÚSCULOS, LOS NERVIOS, LOS HUESOS Y LOS ÓRGANOS INTERNOS ESTÁN LESIONADOS O DESTRUIDOS)

• La piel luce gris, cerosa, correosa o chamuscada

• No hay dolor

Qué hacer (y qué no hacer)

• Detenga inmediatamente lo que produce la quemadura. Apague las llamas rociando a la víctima con agua o sofocando las llamas con una manta.

• Refresque la quemadura poniendo el área quemada en agua helado. Si no se dispone de agua, una bebida fría, tal como soda o té helado, pueden servir. Si no puede sumergir el área lesionada en agua u otro líquido, use toallas húmedas y frescas. Reemplace las toallas frecuentemente para mantener la temperatura fresca.

• Quítele a la víctima todas las ropas calientes o quemadas y las joyas. No le arranque la ropa que esté adherida a la piel. En lugar de eso, recórtela tanto como pueda.

• Verifique el tamaño, la localización y la profundidad de la quemadura y obre en consecuencia.

• Verifique el estado de la inmunización de la víctima contra el tétano. Si no está actualizada, puede necesitar un reactivo.

TAMAÑO Y LOCALIZACIÓN

Si una quemadura de cualquier profundidad abarca una área grande (más del 15 por ciento del cuerpo de un adulto o más del 10 por ciento del cuerpo de un niño) o está en la cara, las manos, los pies o los genitales, haga lo siguiente:

ALERTA DE HUMO

Recuerde que la inhalación de humo puede ir de la mano con las quemaduras termales. Y el humo proveniente de cualquier tipo de fuego, y puede contener sustancias venenosas (*Véase "Inhalación de humo"* en la página 108).

P–Q

- Compruebe los signos vitales de la víctima, y proceda en consecuencia (*Véase* la página 10).
- Llame al 911 (SMU).
- Siga refrescando el área quemada hasta que llegue el SMU.
- Para ayudar a evitar un *shock*, haga que la víctima se tienda con las piernas en alto (esto aumentará el flujo sanguíneo al corazón y al cerebro) y manténgale el calor del cuerpo con una manta o un abrigo (*Véase* la página 171). *EVITE* mover a la víctima si sospecha que se ha producido una lesión en la columna vertebral (*Véase* la página 121).
- Si es posible, eleve el área quemada.

PROFUNDIDAD

Quemadura superficial
- Siga enfriando la quemadura por lo menos durante diez minutos.
- Déle a la víctima ibuprofén o, si es un adulto, aspirina para aliviar el dolor y la inflamación.
- Pueden aplicarse ungüentos de primeros auxilios que pueden aliviar los síntomas y prevenir la infección. *NO* aplique remedios caseros hechos de aceite o mantequilla.
- Cubra la quemadura con un vendaje de gasa seco y limpio. *NO* use un vendaje húmedo o plástico, o de material esponjoso.

QUEMADURAS DE PROFUNDIDAD PARCIAL

Sigua las recomendaciones para las quemaduras superficiales (*véase* arriba), y además:

- *NO* haga estallar ninguna ampolla que pueda formarse.
- Busque atención médica.

QUEMADURAS TOTALES
- Compruebe los signos vitales de la víctima, y proceda en consecuencia (*Véase* la página 10).
- Llame al 911 (SMU).
- Siga refrescando el área quemada hasta que llegue el SMU.

- Cubra la quemadura con un vendaje de gasa seco y limpio. *NO* use un vendaje húmedo o plástico, o de material esponjoso. *NO* toque el área quemada.
- Si es posible, eleve el área quemada.

RABIA

La rabia es la más peligrosa infección viral causada por la mordedura de un animal. Si bien la enfermedad es rara en los humanos en los Estados Unidos, aún existe en perros y gatos callejeros no inmunizados, y en animales salvajes, incluidos los zorrillos (o mofetas), los mapaches y los murciélagos. En los Estados Unidos, la mayoría de los casos de la enfermedad en humanos se debe a mordeduras de murciélagos, y las personas pueden no darse cuenta de que han sido mordidas por este animal.

La rabia se transmite a través de la saliva de un animal infectado cuando muerde o lame la herida abierta de otro animal o humano. El virus de la rabia invade el sistema nervioso y, finalmente, el cerebro. Este proceso toma de diez días a muchos meses luego de la mordedura inicial. Existe un tratamiento para la rabia pero, para que funcione, debe comenzar *antes* de que se manifiesten los síntomas. Es por eso que usted debe entrar en acción inmediatamente si sospecha que alguien ha sido mordido por un animal que podría tener rabia, incluidos cualquier perro o gato con un estado de inmunización desconocido.

Indicadores

Un animal rabioso puede mostrar los signos siguientes:

- Ataque sin provocación
- Comportamiento extraño; inusualmente agresivo o retraído
- Espasmos musculares
- Incapacidad de beber
- Aversión extrema a los líquidos
- Vómitos
- Parálisis

PARA MÁS INFORMACIÓN

Aunque los casos de rabia en humanos son raros en los Estados Unidos, la rabia sigue siendo un problema grave de salud en muchas partes del mundo. El cibersitio del Centro para el Control y Prevención de Enfermedades de los Estados Unidos (*Véase* la página 252), es una buena fuente de información sobre la rabia, incluidos los datos sobre las precauciones que deben tomarse antes de viajar a diferentes áreas.

R–S

Qué hacer (y qué no hacer)

SI LA VÍCTIMA HA SIDO MORDIDA POR UN ANIMAL
DOMÉSTICO SALUDABLE, PERRO O GATO

• Préstele primeros auxilios a la mordedura de la víctima (*Véase "Mordeduras de gatos, perros y otros animales"* en la página 127).

• Póngase en contacto con los dueños para determinar el estado de la inmunización contra la rabia del animal. Si el animal está inmunizado, no hay que preocuparse de la rabia. Si el animal no está inmunizado o sus dueños lo desconocen, tendrá que ser puesto en cuarentena y observado durante diez días, para determinar si la rabia está presente.

• Informe del incidente de la mordedura a la policía.

SI LA VÍCTIMA HA SIDO MORDIDA POR UN ANIMAL
SALVAJE O VAGABUNDO O POR ALGÚN ANIMAL QUE SE
SOSPECHE TENGA RABIA

• Suponga que el animal tiene rabia. Consiga atención médica de inmediato. La víctima necesitará una serie de cinco inyecciones contra la rabia. Para ser efectivas, estas inyecciones deben comenzar antes de que la víctima manifieste los síntomas.

• *NO* intente capturar el animal. Notifique a la policía o al control de animales para que capture o mate al animal.

REACCIONES ALÉRGICAS

Cuando nuestros cuerpos se ponen en contacto con sustancias extrañas, nuestro sistema natural de defensa (el sistema inmunológico) se activa para protegernos y destruir la sustancia. Usualmente, el sistema inmunológico no reacciona ante sustancias inofensivas (tales como el polen o ciertos alimentos). Pero en personas con alergias, ataca erróneamente estas sustancias, ocasionando una reacción alérgica.

Muchas cosas pueden causar una reacción alérgica, entre ellas cosméticos, perfumes, detergentes, comidas, conservantes, medicinas, picaduras y mordeduras de insectos, polen, polvo y caspa de animales domésticos.

Algunas reacciones alérgicas son leves; otras son más serias (*Véase también* "*Ataque de asma*" en la página 55). El *shock* anafiláctico, un tipo de reacción alérgica grave, puede causar inflamación de las vías respiratorias, interfiriendo con la capacidad de respirar. Puede llevar también a un descenso peligroso de la presión arterial. Si no se trata, el choque anafiláctico puede resultar mortal. La buena noticia es que una acción rápida puede salvar una vida.

Indicadores

REACCIÓN ALÉRGICA LEVE
- Picor en los ojos y lagrimeo
- Goteo y descarga nasal
- Estornudos
- Erupción

REACCIÓN ALÉRGICA GRAVE
- Rubor en la cara, el cuello, las manos, los pies o la lengua
- Ronchas (erupción con manchas al relieve)
- Opresión en el pecho o la garganta
- Jadeo
- Cianosis (color azulado) alrededor de la boca y en los labios; (*Véase* también la página 47)
- Náusea o vómitos, o ambas cosas
- Dolor abdominal
- Piel descolorida y húmeda
- Ansiedad

RESUCITACIÓN CARDIOPULMONAR (RCP)

Véase la página 13.

SHOCK ANAFILÁCTICO

Cualquiera de los signos ya descritos de la reacción alérgica grave más los siguientes:

PARA MÁS INFORMACIÓN

Algunas organizaciones, tales como la Academia Estadounidense de la Alergia, el Asma y la Inmunología (*American Academy of Allergy, Asthma, and Immunology*), ofrecen una gran cantidad de información sobre las reacciones alérgicas (*Véase* la página 237).

R–S

- Resuello asmático o dificultad de respirar.
- Sentir desfallecimiento, somnolencia.
- Pérdida de la conciencia.

Qué hacer (y qué no hacer)

REACCIÓN ALÉRGICA LEVE

- Evitar el contacto con el alergeno (la sustancia que provoca la alergia) es la mejor táctica. Descubra lo que causa la reacción alérgica, y haga que la víctima se mantenga lejos de eso.
- Use un medicamento para combatir la alergia (ya sea por receta o sin ella) como lo prescriba el médico de la víctima. Este medicamento puede tratar síntomas alérgicos leves como irritación en los ojos o goteo nasal.
- La erupción picante puede aliviarse con compresas frías.

REACCIÓN ALÉRGICA GRAVE O *SHOCK* ANAFILÁCTICO

- Verifique los signos vitales de la víctima y proceda en consecuencia (*Véase* la página 10).
- Llame al 911 (SMU). Busque una tarjeta o brazalete de identificación que contenga información sobre las alergias de la víctima.
- Si un equipo de epinefrina está disponible, inyecte la epinefrina siguiendo las instrucciones. Puede necesitarse más de una dosis para revertir el choque anafiláctico.
- Para ayudar a prevenir el *shock,* acueste a la víctima con las piernas en alto (esto aumentará el flujo sanguíneo al corazón y el cerebro), y manténgala tibia con una manta o un abrigo (*Véase* la página 171). *NO* use la posición de *shock* si la víctima tiene problemas respiratorios. En este caso siéntela más bien. *EVITE* mover a la víctima si sospecha que tiene una lesión en la columna vertebral (*Véase* la página 122).
- Si a la víctima la ha picado una abeja, busque el aguijón de la abeja en la piel y sáquelo, valiéndose de las uñas, la hoja de un cuchillo o una tarjeta de crédito. *NO* use pinzas. Un aguijón liberará más veneno si lo exprimen con

R–S

unas pinzas. Lave el sitio de la picadura con agua y jabón y cúbralo con una compresa fría o una bolsa de hielo. Si es posible, coloque a la víctima de tal manera que el lugar de la picadura quede por debajo del nivel del corazón.

- Anime a la víctima y ayude a que conserve la calma mientras espera por el SMU.
- *EVITE* darle a la víctima comida o bebida hasta que haya consultado con el médico.

SANGRAMIENTO EXTERNO

El sangramiento externo ocurre cuando se corta la piel y se lesiona un vaso sanguíneo. La gravedad de la lesión resultante se determina por la profundidad de la cortadura, el tipo de vaso lesionado y el tiempo que lleva controlar el sangramiento. Tenga presente que la cantidad de sangre no es un buen criterio para juzgar la gravedad de una lesión: las lesiones graves no siempre sangran abundantemente.

Hay tres diferentes tipos de sangramiento: arterial (sangre roja brillante que brota con cada pulsación de las arterias afectadas), venoso (sangre roja oscura que viene de las venas) y capilar (sangre que proviene de los diminutos vasos sanguíneos que se encuentran repartidos por todo el cuerpo).

Independientemente del tipo de sangramiento a que usted se enfrente, los métodos para controlarlo son los mismos (*véase también* "*Hemorragia interna*" en la página 97).

Indicadores
- Sangramiento de una herida abierta
- Pulso rápido y débil
- Piel descolorida, fría y húmeda
- Sudoración
- Coloración azulosa en los labios y en la piel alrededor de la boca (*Véase también* la página 47)
- *Shock* (*Véase* la página 170)

PAUTAS PREVENTIVAS

Dondequiera que haya sangre en el escenario de una urgencia, se corre un riesgo de transmisión de ciertas enfermedades virales del rescatista a la víctima o viceversa. Es por eso que resulta vital dar pasos tales como lavarse las manos y, de ser posible, usar guantes. Al seguir éstas y otras precauciones, usted estará protegiéndose y protegiendo a la víctima de posibles enfermedades (*Véase* "*Precauciones y pautas para el rescatista*" en la página 25).

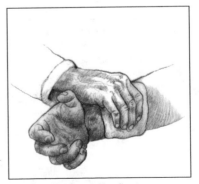

La aplicación de presión directa en una herida.

R–S

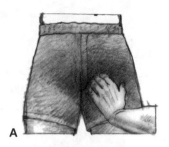

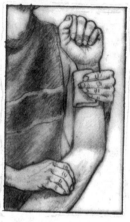

Localización de los principales puntos de presión. (A) Si la hemorragia de una pierna no pudiera pararse mediante la compresión directa y la elevación, puede comprimirse la arteria femoral en la ingle para limitar el flujo sanguíneo a la pierna. (B) Asimismo, la arteria braquial en el brazo, entre la axila y el codo, puede comprimirse para limitar el flujo de sangre al resto del brazo.

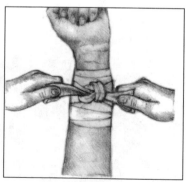

La aplicación de un vendaje de presión.

Qué hacer (y qué no hacer)

- Lávese las manos con agua y jabón. Use guantes si dispone de ellos.
- Localice el sitio del sangramiento. Si es necesario, quítale o córtele la ropa a la víctima.

SI EL SANGRAMIENTO NO ES GRAVE

- Lave la herida con agua y jabón.
- Aplique presión directa para detener el sangramiento, y cubra la herida con un vendaje limpio y seco.

SI EL SANGRAMIENTO ES GRAVE

- Compruebe los signos vitales de la víctima, y proceda en consecuencia (*Véase* la página 10).
- Llame al 911 (SMU).
- Para ayudar a evitar un *shock,* acueste a la víctima con las piernas en alto (esto aumentará el flujo sanguíneo al corazón y al cerebro) y consérvele el calor del cuerpo con una manta o un abrigo (*Véase* la página 171). *EVITE* mover a la víctima si sospecha de una lesión en la columna vertebral (*Véase* la página 122).
- *NO* extraiga un objeto que esté incrustado en la herida.
- *NO* lave las heridas que sean profundas y sangrantes.
- Coloque una almohadilla de gasa estéril o una tela limpia sobre la herida y aplíquele una presión directa y constante. *NO* aplique presión directa si hay un objeto incrustado en la herida o un hueso que sobresalga; presione firmemente en otra parte de la lesión.
- Si no se detiene la hemorragia, aplique una presión mayor con ambas manos en un área más grande. *NO* quite los vendajes manchados de sangre; más bien, coloque otros vendajes encima para absorber la sangre.
- De ser posible, eleve la herida por encima del nivel del corazón de la víctima, mientras mantiene la presión.
- Si el sangramiento continúa, llame al SMU (si no se ha hecho ya). Luego oprima los puntos de presión de la víctima (en los lugares donde un vaso sanguíneo está cerca de la superficie de la piel y próximo a un hueso). Esto limitará el flujo de sangre a la herida. Existen dos principales puntos de presión:

- La *arteria femoral* en la ingle, donde la parte inferior del abdomen se encuentra con la parte interior del muslo (úselo para lesiones en las piernas): localice el pulso en la ingle. Luego, valiéndose de los dedos y con el brazo extendido, presione la arteria contra el hueso pélvico hasta que no pueda sentir el pulso. Use ambas manos si es necesario.

- La *arteria braquial* en la parte anterior y superior del brazo (úselo para lesiones en los brazos): puede encontrarla localizando el pulso debajo del músculo redondo de los bíceps, a medio camino entre la axila y el codo. Valiéndose de los dedos, presione la arteria hasta que no pueda sentir el pulso.

- Después de que el sangramiento cese, o para liberar las manos a fin de examinar otras lesiones, aplique un vendaje de presión. Mientras hala firmemente, vaya enrollando una banda de gasa o una larga tira de tela sobre el apósito, que abarque toda la zona, arriba y abajo de la herida. Divida en dos tiras el extremo del vendaje, y luego anúdelo firmemente encima de la herida. Un vendaje de presión debe ser lo suficientemente ceñido para mantener la presión sobre la herida, pero no tan ceñido que interrumpa enteramente la circulación. El vendaje queda demasiado apretado si no se percibe el pulso más allá de la herida (según uno se aleja del tronco de la víctima) o la piel de la zona se torna azulosa.

- En general, un torniquete (una tira de algún material firmemente apretada en torno a un miembro para detener el flujo de sangre) *NO* se recomienda, ya que podría lesionar los nervios y los vasos sanguíneos.

- Tranquilice a la víctima y quédese con ella hasta que llegue el SMU.

SANGRE EN EL VÓMITO

La presencia de sangre en un vómito puede indicar una afección grave, tal como una lesión abdominal, enfermedad hepática, problemas de coágulos de sangre y sobredosis de alcohol o de drogas.

Siempre que una víctima vomite sangre, consiga atención médica de inmediato. Actuar con rapidez cuidará su salud y ayudará a evitar problemas a largo plazo.

Indicadores

- Vómito que parece borras (posas) de café
- Contusiones o heridas en el abdomen
- Uso de diluentes de la sangre
- Dolor pectoral o abdominal
- Abdomen inflamado o rígido
- Náusea
- Fiebre
- Falta de aire
- Mareo y fatiga
- Piel descolorida, fría y húmeda
- Pérdida de la conciencia

Qué hacer (y qué no hacer)

- Compruebe los signos vitales de la víctima, y proceda en consecuencia (*véase* la página 10).
- Llame al 911 (SMU).
- Para ayudar a evitar un *shock,* haga que la víctima se tienda con los pies elevados (esto aumentará el flujo sanguíneo al corazón y al cerebro) y manténgale el calor del cuerpo con una manta o un abrigo (*véase* la página 171). *EVITE* mover a la víctima si sospecha que se ha producido una lesión en la columna vertebral (*véase* la página 122).
- En cualquier momento pueden presentarse vómitos; tenga a la mano, pues, una vasija, tal como un balde o un tiesto, y un paño húmedo.
- Haga que la víctima descanse sobre el lado izquierdo. Esta es la posición de recuperación (*Véase* la página 176). Ayudará a evitar nuevos vómitos y permitirá el drenaje de los fluidos de la boca.
- *NO* le dé medicamentos a una persona con vómitos sanguinolentos, a menos que lo prescriba el médico.
- *NO* le dé a la víctima comida o bebida.
- Tranquilice a la víctima y esté con ella hasta que llegue el SMU.

SANGRE EN LA EXCRETA

Puede que no nos guste la tarea de inspeccionar nuestras excretas, pero es prudente hacerlo periódicamente. De ese modo cualquier problema, tal como el sangramiento, puede ser descubierto a tiempo.

La sangre en las heces es un signo de problemas internos producidos por una enfermedad o una lesión. La mayoría de las causas de un sangramiento no son graves —tales como hemorroides— y pueden tratarse fácilmente.

Usted puede ayudar a la víctima animándola a consultar a un médico. Es importante identificar el origen de la sangre en la excreta.

Indicadores
- Sangre roja oscura mezclada con las heces
- Sangre roja brillante que cubre las heces
- Heces negras o alquitranadas
- Prueba que ha ocurrido una lesión
- Contusiones en el abdomen
- Uso de diluentes de la sangre
- Dolor abdominal
- Abdomen inflamado o rígido
- Náusea y vómitos
- Falta de aire
- Mareo y fatiga
- Piel descolorida, fría y húmeda
- Pérdida de la conciencia

Qué hacer (y qué no hacer)
- Compruebe los signos vitales de la víctima, y proceda en consecuencia (*Véase* la página 10).
- Llame al 911 (SMU) inmediatamente si:
  - Ocurre un sangramiento súbito y abundante en las heces
  - El dolor abdominal es intenso y no cede
  - El abdomen está inflamado o rígido

R–S

- Hay fiebre, vómitos o diarreas continuo
- La víctima se siente desfallecer o está perdiendo la conciencia

- Para ayudar a evitar un *shock,* haga que la víctima se tienda con los pies en alto (esto aumentará el flujo sanguíneo al corazón y al cerebro) y manténgale el calor del cuerpo con una manta o un abrigo (*Véase* la página 171). *EVITE* mover a la víctima si sospecha que se ha producido una lesión en la columna vertebral (*Véase* la página 122).

- En cualquier momento pueden presentarse vómitos, tenga a la mano, pues, una vasija, tal como un balde o un tiesto, y un paño húmedo.

- Haga que la víctima descanse sobre el lado izquierdo. Esta es la posición de recuperación (*Véase* la página 176). Ayudará a evitar nuevos vómitos y permitirá el drenaje de los fluidos de la boca.

- *EVITE* dar medicamentos, un enema o un laxante a una persona con heces sanguinolentas, a menos que lo prescriba el médico.

- Tranquilice a la víctima y esté con ella hasta que llegue el SMU.

- Si ésta no es una situación de urgencia, no deje de comunicarse con el médico de la víctima. La fuente del sangramiento debe ser identificada y tratada.

SANGRE EN LA ORINA

La sangre en la orina (hematuria) no es siempre fácil de detectar. Mientras la sangre roja puede ser visible, a veces la orina puede ser de un color pardo subido, semejante a la "cola" o, si hubiera menos sangre, puede tener una apariencia turbia.

La orina sanguinolenta tiene muchas causas: algunas son menores, tales como algún ejercicio agotador); otras causas son más graves, tales como enfermedades renales, lesiones abdominales o tumores de la vejiga.

Siempre que se advierta sangre en la orina, consiga atención médica. Es importante identificar la fuente, no importa cuán pequeña pueda ser. Su rapidez ayudará a proteger el bienestar de la víctima.

¿SABÍA USTED QUE...

la sangre en la orina puede ser a veces del color de la cola o tener una apariencia turbia?

R–S

Indicadores

- Sangre roja brillante presente en la orina
- La orina parece como cola
- La orina tiene una apariencia turbia
- Contusiones o heridas en el abdomen
- Contusiones en el abdomen
- Uso de anticoagulantes
- Dolor abdominal
- Abdomen inflamado o rígido
- Dolor en la espalda o en la vejiga
- Náusea
- Inflamación de la cara, los tobillos o ambos
- Fiebre
- Falta de aire
- Mareo y fatiga
- Piel descolorida, fría y húmeda
- Pérdida de la conciencia

Qué hacer (y qué no hacer)

- Si hay un sangramiento abundante en la orina:
    - Compruebe los signos vitales de la víctima, y proceda en consecuencia (*Véase* la página 10).
    - Llame al 911 (SMU) o acuda a la sala de urgencias.
    - Para ayudar a evitar un *shock,* haga que la víctima se tienda con los pies en alto (esto aumentará el flujo sanguíneo al corazón y al cerebro) y manténgale el calor del cuerpo con una manta o un abrigo (*Véase* la página 171). *EVITE* mover a la víctima si sospecha que se ha producido una lesión en la columna vertebral (*Véase* la página 122).
- En cualquier momento pueden presentarse vómitos, tenga a la mano, pues, una vasija, tal como un balde o un tiesto, y un paño húmedo.
- Haga que la víctima descanse sobre el lado izquierdo. Este es la posición de recuperación (*Véase* la página 176). Ayudará a evitar nuevos vómitos y permitirá el drenaje de los fluidos de la boca.
- *EVITE* dar medicamentos a la víctima, a menos que lo prescriba el médico.

R–S

- Tranquilice a la víctima y esté con ella hasta que llegue el SMU.

- Si el sangramiento no es grave, no deje de comunicarse con el médico de la víctima. La fuente del sangramiento debe ser identificada y tratada.

SHOCK

El *shock* es un estado que se presenta cuando no llegan suficiente sangre o fluidos a los órganos vitales del cuerpo, tales como el corazón y el cerebro. El *shock* puede ser causado por un problema cardíaco (cuando el corazón deja de bombear sangre a través del cuerpo), pérdida grave de sangre u otros fluidos, infección grave (*shock* séptico), deshidratación, quemaduras o lesiones del sistema nervioso (tales como las de la columna vertebral).

En ocasiones podemos usar la palabra "*shock*" para describir un estado emocional provocado por una situación desagradable. Es importante no confundir los dos: la aflicción emocional, aunque real, no es lo mismo que la afección fisiológica de que tratamos aquí.

Indicadores

- Piel descolorida, fría y húmeda (el *shock* espinal o el *shock* séptico puede provocar rubor y calor en la piel)

ALGUNOS TIPOS DE *SHOCK*

SHOCK ANAFILÁCTICO
El *shock* anafiláctico es causado por una intensa reacción alérgica. Durante esta reacción, el cuerpo percibe que no tiene suficientes fluidos y ensancha los vasos sanguíneos provocando un súbito descenso de la tensión arterial (*Véase "Reacciones alérgicas"* en la página 160).

SHOCK CARDÍACO
El *shock* cardíaco ocurre cuando el corazón no puede bombear normalmente; esto causa que la tensión arterial disminuya con el resultado que la irrigación sanguínea de los órganos vitales no es suficiente.

SHOCK SÉPTICO O TÓXICO
El *shock* séptico o tóxico se presenta cuando una infección en el torrente sanguíneo evita que los tejidos y los órganos del cuerpo usen los nutrientes de la sangre.

SHOCK VERTEBRAL O ESPINAL
Un *shock* vertebral o espinal ocurre cuando la médula espinal sufre una lesión y ya no puede regular los vasos sanguíneos. Estos vasos se ensanchan, crean un súbito descenso de la tensión arterial al tiempo que calor y rubor en la piel (*Véase "Lesiones vertebrales"* en la página 122).

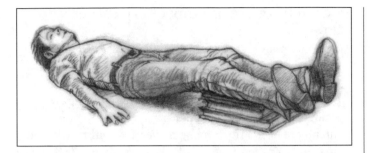

Para prevenir o reducir el *shock*, coloque a la víctima en la posición de *shock* y luego cúbrala con mantas o abrigos para mantenerla tibia.

- Sudoración
- La piel en torno a la boca y en los labios adquiere una coloración azulosa (*Véase* la página 47)
- Sed
- Náusea y vómitos
- Respiración jadeante y breve
- Pulso agitado que puede tornarse más débil
- Ansiedad, inquietud
- Mareo, aturdimiento, especialmente al levantarse
- Pérdida de la conciencia

Qué hacer (y qué no hacer)

- Compruebe los signos vitales de la víctima, y proceda en consecuencia (*Véase* la página 10).
- Llame al 911 (SMU).
- Manténgale a la víctima el calor del cuerpo con una manta o un abrigo.
- Préstele servicio de primeros auxilios para la enfermedad o lesión que le causa el *shock*.

SI NO SOSPECHA DE UNA LESIÓN EN LA COLUMNA VERTEBRAL

- Acueste a la víctima con los pies elevados (para aumentar el flujo de sangre al corazón y al cerebro). A esto se llama la posición de *shock*.
- Si la víctima está vomitando o babeando, vuélvala sobre su lado izquierdo. Este es la posición de recuperación. Ayudará a prevenir otros vómitos, así como permitirá el drenaje de los fluidos de la boca (*Véase* la página 147).
- Si la víctima tiene dificultades respiratorias, álcele la cabeza y los hombros (sin provocarle ninguna incomodidad), en lugar de usar la posición de *shock*.

Si sospecha que se ha producido una lesión vertebral

- Si la víctima está vomitando o babeando, acuéstela sobre el lado izquierdo. Sosténgale la cabeza y el cuello, mantenga la cabeza alineada con su cuerpo y rote el cuerpo como una unidad. Si es posible, que tres personas o más lo ayuden a hacer esto. *NO* mueva a la víctima si no es absolutamente necesario. Si debe mover a la víctima (debido a una situación de inseguridad), *Véase* también "*Traslado de una víctima de lesión vertebral*", página 124.

SOBREDOSIS DE DROGAS

Véase "Envenenamiento y sobredosis de drogas" en la página 87.

TÉTANO

El tétano, conocido también por el pasmo, es causado cuando una bacteria que se encuentra en la herrumbre, la tierra y las heces de los animales entra por una herida o cortadura de una persona no inmunizada. Esta bacteria produce un veneno que viaja a través del sistema nervioso al cerebro, causando espasmos en la espalda, los brazos, las piernas y la mandíbula.

En muchos casos, el tétano es una afección grave y mortal que no responde al tratamiento. Es por eso que la prevención es tan importante. Una vacuna del tétano, en uso por más de 50 años, es de gran eficacia. Pero a una vacuna inicial *DEBE* seguir una reactivación periódica a intervalos de 5 a 10 años para mantener la protección contra el tétano. Lleve un registro del estado de inmunización de su familia, y cerciórese de reactivarse las vacunas como se lo ha recomendado su médico.

En casos de mordeduras de animales o de cortaduras (particularmente las perforaciones profundas), es vital comprobar el estado de inmunización de la víctima en lo que respecta al tétano. Se requiere una inyección de tétano si:

- La víctima nunca se ha inmunizado contra el tétano.
- La víctima no ha recibido una reactivación en los últimos 10 años, o en el curso de los últimos 5 años, si la herida es sucia y profunda, o está infectada.

T–V

(*Véase* también "*Cortaduras*" en la página 63; "*Morde-duras de gatos, perros y otros animales*" en la página 127; y "*Perforaciones*" en la página 137).

TORCEDURAS Y ESGUINCES

Durante el curso de nuestras atareadas y activas vidas, las lesiones a los músculos y articulaciones son muy comunes.

Con las torceduras, los músculos se estiran o se rompen, pero los ligamentos permanecen ilesos, a diferencia de los esguinces que implican articulaciones rotas o violenta-das con lesiones en los ligamentos y las cápsulas sinoviales (envolturas).

En la mayoría de las torceduras y dislocaciones el uso de la fórmula, cuyas siglas en inglés son *RICE* (descanso, hielo, compresión y elevación; *Véase* el recuadro en la página siguiente) puede ayudar a acelerar el tiempo de recuperación y a devolver a la víctima a sus actividades habituales. Lesiones más graves, como las dislocaciones (o luxaciones) de las articulaciones, tardarán mucho más tiempo en sanar.

Indicadores
TORCEDURAS
• Dolor, sensibilidad y rigidez en el sitio de la lesión
• Hendidura o abultamiento
• Debilidad y pérdida de función en la extremidad

ESGUINCES
• Dolor, sensibilidad e inflamación en el sitio de la lesión
• Contusión
• Articulación inestable
• Debilidad y pérdida de la función en la extremidad

Qué hacer (y qué no hacer)
TORCEDURAS MUSCULARES Y ESGUINCES LEVES
• Comience con el procedimiento *RICE* inmediatamente (*véase* más arriba).
• Aplique calor luego de 48 a 72 horas.

DESCANSO, HIELO, COMPRESIÓN Y ELEVACIÓN (*RICE* POR SUS SIGLAS EN INGLÉS)

- **Descanso:** Haga descansar a la víctima en una posición cómoda, ya sea sentada o acostada.
- **Hielo:** Aplique una bolsa de hielo al músculo lesionado y asegúrelo con una banda elástica. Debe poner hielo en la lesión durante 20 ó 30 minutos (pero no más), cada 2 ó 3 horas por 24 ó 48 horas. Cerciórese de no suspender el proceso del hielo demasiado pronto.
- **Compresión:** Comprima la lesión al envolverla con una banda elástica. Comience vendando debajo de la lesión y vaya subiendo y aplicando una presión relativamente tensa. Gradualmente reduzca la presión según termina de envolver la banda elástica por encima de la lesión. Cerciórese de no ceñir demasiado la banda. La víctima debe usar el vendaje continuamente durante las próximas 18 a 24 horas. La banda debe aflojarse si la víctima la encontrara incómoda.
- **Elevación:** Alce la parte lesionada (si es posible) por encima del nivel del corazón de la víctima durante el período del hielo y la compresión.

- Déle a la víctima ibuprofén o, si es adulto, aspirina, para aliviarle el dolor y la inflamación de la lesión muscular.
- Si la lesión es grave y no mejora, consiga atención médica.

ESGUINCE SEVERO

- Si es necesario, quítele o córtele las ropas de la víctima alrededor del área lesionada. Quítele también los anillos y cualquier joya que le apriete.
- Compruebe el dolor, la inflamación y la sensibilidad en el área de la lesión. Empéñese en mantener inmóvil la zona lesionada.
- Inmovilice la lesión acolchándola con almohadas o toallas. Si el SMU no está cerca y usted debe llevar a la víctima al hospital, debe entablillar el miembro lesionado (*véase* la página 94).
- Coloque una bolsa de hielo (envuelta en una tela) o una compresa fría en el área lesionada para aliviar el dolor y reducir la inflamación. Si no resulta demasiado doloroso para la víctima, eleve la zona lesionada.
- Para ayudar a prevenir el *shock,* acueste a la víctima con las piernas en alto (esto aumentará el flujo sanguíneo al corazón y al cerebro), y manténgale el calor del cuerpo con una manta o un abrigo (*Véase* la página 171). *EVITE* mover a la víctima si sospecha que tiene una lesión en la columna vertebral (*Véase* la página 122).
- Llame al 911 (SMU) o consiga atención médica de inmediato.

URGENCIAS RESPIRATORIAS

El oxígeno es esencial para la vida: todas las células de su cuerpo necesitan oxígeno para funcionar. Usted introduce oxígeno en su cuerpo al inhalar aire en los pulmones. A partir de allí, el oxígeno entra en su torrente sanguíneo y circula por todo su cuerpo. Es igualmente importante expeler el aire usado —que es portador de productos de desecho de la sangre en forma de dióxido de carbono— mediante la acción de exhalar. Es el sistema respiratorio, compuesto por la nariz, la boca, la tráquea, los bronquios, los pulmones y los vasos sanguíneos, el que lleva a cabo este importante proceso. Para respirar adecuadamente, su sistema respiratorio debe estar funcionando bien. Sin embargo, el mismo es vulnerable a enfermedades, lesiones súbitas y a afecciones crónicas o permanentes.

Siempre que surge una urgencia respiratoria, identifíquela y consiga atención médica de inmediato. Haciendo eso usted puede ayudar a salvar vidas.

(*Véase* también "*Ahogamiento por inmersión*" en la página 33; "*Asfixia*" en la página 47; "*Ataque de asma*" en la página 55; "*Ataque cardíaco*" en la página 54; "*Hiperventilación*" en la página 104; "*Inhalación de humo*" en la página 108; "*Quemaduras*" en la página 150; y "*Reacciones alérgicas*" en la página 160).

Indicadores

- El ritmo de la respiración está por encima o por debajo de los niveles normales; normalmente, los adultos respiran de 10 a 20 inhalaciones por minuto; los niños de 20 a 25 por minuto; y los bebés de 30 a 40 inhalaciones por minuto.
- Respiración irregular y poco profunda
- Dolor en el pecho
- Opresión en el pecho
- Estridor (dificultad para que entre aire en los pulmones)
- Resuello asmático o jadeo (dificultad para que el aire salga de los pulmones)
- Dificultad para hablar debido a la falta de aire
- Ensanchamiento de las fosas nasales

T–V

- Labios fruncidos
- Tos áspera y fuerte (el síntoma principal de la difteria; *véase* la página 74)
- Ansiedad, mareo y confusión
- Entumecimiento u hormigueo en manos y pies
- Desfallecimiento

Qué hacer (y qué no hacer)

- Compruebe los signos vitales de la víctima, y proceda en consecuencia (*véase* la página 10).
- Llame al 911 (SMU).
- Tranquilice a la víctima y, si es posible, siéntela en una posición cómoda. *EVITE* mover a la víctima si se sospecha que haya una lesión de la columna vertebral (*véase* "*Lesiones vertebrales*" en la página 122).
- Si la víctima tiene asma, proceda en consecuencia (*véase* la página 55).
- Si la víctima está asfixiándose, intente desalojar la obstrucción con compresiones abdominales o pectorales (*Véase* la página 47).

VÓMITOS

El vómito puede ser el signo de una enfermedad menor, tal como el catarro común, o el resultado de excesivo consumo de alcohol. En estos casos, se resolverá en un día o dos. En otros casos, los vómitos pueden ser signo de una afección o lesión más grave, incluidas urgencias diabéticas, lesiones en la cabeza, ataque cardíaco, intoxicación alimentaria y mordidas de serpientes y arañas.

La posición de recuperación para una víctima que está vomitando.

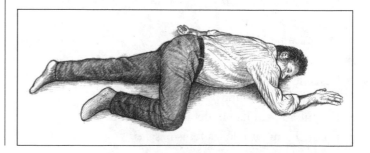

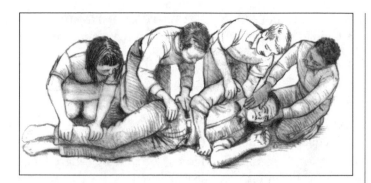

El volteo de la víctima sobre su lado izquierdo.

Observe atentamente a la víctima que vomita, y si presenta signos graves (*Véase* más abajo), esté listo para conseguir atención médica.

Indicadores

- Vómitos que parecen como borras (posas) de café o que contienen sangre roja brillante
- Diarrea
- Deshidratación: boca seca, labios cuarteados, sed intensa, no urinación
- Calambres abdominales (retortijones)
- Hinchazón abdominal
- Lesión en la cabeza
- Fiebre

Qué hacer (y qué no hacer)

- Haga que la víctima se acueste en posición de recuperación.
- Déle a la víctima abundante cantidad de líquidos, tales como agua, jugos diluidos o pedacitos de hielo. *EVITE* darle bebidas carbonatadas o que contengan cafeína o alcohol (*véase* "*Deshidratación*" en la página 69).
- *NO* le dé a la víctima comida hasta que los vómitos hayan cesado, al menos durante varias horas y cuando ella esté hambrienta.
- *NO* le dé a la víctima ningún medicamento a menos que el médico lo ordene.
- La víctima debe evitar los productos lácteos durante las primeras 24 horas, luego de que los vómitos hayan cesado.

T–V

SI LA VÍCTIMA ESTÁ INCONSCIENTE Y VOMITANDO

- Cuidadosamente, voltee a la víctima sobre su lado izquierdo (*véase* la página 176). Sosténgale la cabeza y el cuello y voltee el cuerpo como una unidad. De ser posible, cuente con la ayuda de tres personas o más.

CONSIGA ATENCIÓN MÉDICA SI

- La diarrea acompaña a los vómitos
- El vómito es intenso, vigoroso o contiene sangre (apariencia de borras/posas de café)
- La víctima muestra señales de deshidratación
- El dolor abdominal está presente y es persistente
- La víctima ha sufrido una lesión en la cabeza y está inconsciente

JUGAR CON SEGURIDAD

Gran parte de este libro trata de urgencias de salud y cómo responder a ellas. Igualmente importante son los muchos medios con que podemos prevenir lesiones o enfermedades graves. Ya sea que lo bien esté en su casa, en el traspatio o en el trabajo, o bien cocinando, jugando, conduciendo o caminando, hay muchas cosas que usted puede hacer para evitar que se produzcan situaciones de urgencia y para mantener a toda su familia feliz, saludable y segura, ahora y en el futuro.

JUGAR CON SEGURIDAD EN LA CASA

MONÓXIDO DE CARBONO Y RADÓN: DOS ASESINOS SILENCIOSOS

Con frecuencia usted puede detenerse a pensar en los efectos de la contaminación del aire libre en usted y su familia. Pero también debe considerar la probable contaminación del interior de su casa debido al monóxido de carbono (CO) y al radón.

Tanto el monóxido de carbono como el radón son gases tóxicos que pueden acumularse progresivamente en su casa y resultar en extremo peligrosos para su salud. Lo que es más, usted no puede ver, gustar u oler estos gases, de manera que muchas víctimas no los detectan. Afortunadamente, hay muchos pasos que usted puede dar para prevenir el envenenamiento de CO y radón en su hogar.

Monóxido de carbono

El monóxido de carbono (CO) es producido por aparatos o calentadores que queman gas, aceite, madera, propano o queroseno. Normalmente, el CO se disipa y no presenta ningún problema. Sin embargo, si alcanza niveles demasiado elevados, una persona puede resultar envenenada por falta de oxígeno. Si no se atiende, el envenenamiento con CO puede resultar mortal.

FUENTES DE MONÓXIDO DE CARBONO

Un aumento de los niveles de CO puede ser causado por:

- Mal funcionamiento de los equipos domésticos
- Chimeneas obstruidas o aberturas en fogones y hornos
- Uso de calentadores portátiles no eléctricos en un área cerrada.
- Encender el auto en un garaje contiguo a la casa.
- Usar una parrilla de carbón en la casa o en un área cercana.
- Viajar en la cama cerrada de un camión.

CÓMO PUEDE EVITAR EL ENVENENAMIENTO CON CO

Alarmas de monóxido de carbono

Las alarmas de CO (también llamadas detectores o monitores) sonarán cuando el gas alcance niveles peligrosos. Puesto que el CO no puede detectarse de otro modo (recuerde que no puede verlo, gustarlo u olerlo) las alarmas de CO son el único modo de ser advertido de la presencia del gas. Los consejos para el uso de tales alarmas son:

* Instalar alarmas de CO en cada nivel de su casa, particularmente en los dormitorios. Un modelo eléctrico con un paquete de pilas (en caso de que falte la electricidad) es la mejor elección. Cerciórese de que la alarma reúne todos los requisitos de la norma 2034 de los laboratorios que la certifican (UL).

* Pruebe todas sus alarmas al menos una vez al mes para estar seguro de que están funcionando bien.

* Reemplace sus alarmas según las recomendaciones del fabricante. La mayoría de las alarmas de CO deben ser reemplazadas en el transcurso de 2 a 5 años.

Equipos domésticos y calentadores en su casa

* Todos los equipos y calentadores domésticos deben estar debidamente instalados. En la mayoría de los casos, usted debe contar con los servicios de un profesional calificado para hacer la instalación a fin de asegurar la debida ventilación y suministro de aire.

* Déle un mantenimiento regular a sus aparatos y calentadores. Una vez al año, haga que un técnico de servicio inspeccione y, cuando sea necesario, repare sus aparatos de calefacción, tanto centrales como portátiles, así como los calentadores de agua y las secadoras de ropa movidos por gas. Cerciórese de que inspeccione todos los tubos conductores y chimeneas por si hubiera bloqueos, falsas conexiones y corrosión.

Vigile los signos y síntomas del envenenamiento con CO

Observe los síntomas que vienen y van, y que se empeoran cuando usted se encuentra en un área determinada de su

---

CÓMO PREVENIR EL ENVENENAMIENTO POR CO

* *NO* use una parrilla de carbón (barbacoa) dentro de su casa o en espacio cerrado como un garaje o una tienda.

* *NO* use calentadores portátiles de gas o queroseno en cuartos con mala ventilación. Estos calentadores nunca deben dejarse por la noche o en una habitación donde usted esté durmiendo o descansando.

* *NO* arranque su auto en un garaje contiguo a la casa, o incluso mientras usted está sentado en el auto afuera por un período largo de tiempo.

* *NO* permita que la gente se siente en la cama cerrada de un camión.

casa, o que también se manifiesta en otros miembros de la familia y en las mascotas.

Si cree que alguien en su casa está padeciendo de envenenamiento con CO, salgan todos inmediatamente del área y llame al 911 (SMU).

Radón

El radón es producido por la fisión natural del uranio en las rocas, el suelo y el agua. Usualmente, este gas asciende desde el suelo a la atmósfera, donde puede penetrar a través de las grietas y agujeros de los cimientos, los pisos y las paredes. El radón luego se queda atrapado en su casa. Entre las otras fuentes menos comunes de radón se cuentan el agua de pozo y los materiales de construcción.

Cualquier casa puede tener un problema de radón —viejas o nuevas, ventiladas o herméticas— incluso casas sin sótanos. La exposición a este gas puede que no produzca inmediatamente problemas de salud. Sin embargo, se cree que en períodos prolongados de tiempo los altos niveles de radón se asocian con el cáncer. En efecto, se cree que el radón sólo le cede el puesto al fumar como la primera causa del cáncer de pulmón.

CÓMO PUEDE PREVENIR O REDUCIR SU EXPOSICIÓN AL RADÓN

Haga una prueba en su casa en busca de radón

El llevar a cabo una prueba es el único modo de determinar si el radón está presente en su casa. Es rápida, fácil y poco cara. Los equipos se pueden conseguir en las ferreterías y en otras tiendas. Cerciórese de que el equipo que usted compre cumpla con los requisitos de la Agencia de Protección Ambiental (EPA por sus siglas en inglés) o que ha sido aprobado por su estado.

Existen dos tipos de pruebas para el radón:

- Pruebas a corto plazo que son válidas por períodos de 2 a 90 días. El período depende del equipo que usted compre.
- Pruebas a largo plazo que son válidas por más de 90 días. Estas pruebas toman más tiempo, pero ofrecen resultados más precisos de los niveles de radón en su casa a lo largo de todo el año.

OBTENGA INFORMACIÓN SOBRE EL RADÓN

La Agencia de Protección Ambiental (EPA por sus siglas en inglés) cuenta con extensa información sobre el radón y cómo reducir los niveles de este gas en su casa. Llamando a la Línea de Urgencia del Radón de la EPA, o visitando su sitio *web*, usted puede obtener la información correcta y toda una serie de publicaciones útiles. (*Véase* la página 233 para más detalles).

NORMAS DE LA EPA PARA LA PRUEBA DEL RADÓN

- Tome primero una prueba de corto plazo. Si el resultado que obtiene es de 4 pCi/L (0,02 WL o mayor), usted podría tener un problema de radón. Haga otra prueba para confirmar los resultados.
- Prosiga con una prueba a largo plazo u otra prueba a corto plazo. Si usted prosigue con una prueba a largo plazo y el resultado es 4 pCi/L o más alto (0,02 WL o mayor), tome la decisión de arreglar su casa (Véase la página 197). Si prosiguió con otra prueba a corto plazo: cuanto más altos sean los resultados a corto plazo, tanto más

seguro puede estar de que su casa necesita arreglos [para corregir este problema]. Contemple dar pasos concretos para reparar su casa si el resultado promedio de su primera y segunda pruebas es 4pCli/L o mayor (0,02 WL o más alto).
- Si el resultado de su prueba, ya sea de corto o largo plazo está por debajo de 4pCi/L (por debajo de 0,02 WL), quizás le convenga volver a evaluar su casa en el futuro. Aun los niveles de radón por debajo de 4 pCi/L (0,02 WL) pueden conllevar riesgos y deben ser reducidos, según la EPA.

Siga siempre las instrucciones del fabricante respecto a la realización de la prueba. La cantidad de radón se mide en picocuries por litro de aire (pCi/L) o Niveles de Operación (WL). (*Véase "Normas de la EPA para la prueba del radón" arriba*).

Cómo reducir en su casa los niveles de radón

Hay muchos modos de reducir los niveles de radón en su casa: desde sellar las grietas en el piso y las paredes hasta instalar sistemas sencillos de ventiladores y tubos para extraer el radón del subsuelo y de los cimientos antes de que entre en su casa.

En dependencia a la cantidad de trabajo que ello conlleve, la extensión de los problemas del radón y el diseño de su casa, usted puede elegir entre hacer el trabajo usted mismo o contratar los servicios de un especialista en este gas.

UNA CASA A PRUEBA DE NIÑOS

La mayoría de nosotros piensa de su casa como un santuario de seguridad al margen del mundo exterior. Sin embargo, todas las casas tienen peligros potenciales, especialmente para los niños. Al identificar estos peligros y aprender a evitarlos, usted puede ayudar a tener un hogar seguro para usted y los suyos.

Prevención de quemaduras

- Ponga las asas de las ollas hacia adentro cuando las esté usando en el fogón.
- Cuando cocine sobre la estufa, limítese a las hornillas traseras.
- Póngale un cierre al horno para evitar que puedan abrir el horno caliente.
- Supervise la temperatura del agua del baño con indicadores termales.

Electricidad

- Ponga tapas de seguridad en todos los tomacorrientes. Existe una variedad de tipos. Busque unos de cierre automático.
- Use extensiones eléctricas que tengan tapados los tomacorrientes. Siempre mantenga las extensiones fuera del alcance de los niños.
- Desconecte los aparatos electrodomésticos que no estén en uso.
- Conozca dónde se encuentran la caja de fusibles, el interruptor de circuitos y la caja de conmutadores de afuera. Aprenda a manejarla.

Muebles y pinturas

- Sujete a la pared todos los muebles altos, tales como estantes de libros y gaveteros.
- Ponga los muebles con bordes filosos (como las mesas) fuera del camino del tránsito regular. *EVITE* los tableros de vidrio. Cubra las esquinas con cojines protectores.
- Quítele los cordones a las persianas o átelos bien fuera del alcance de los niños, para evitar una estrangulación.
- Guarde todas las baratijas y otros objetos fuera del alcance de los niños.
- Mantenga el gabinete de los licores cerrado con llave.
- Póngales cerrojos a prueba de niños a todas las gavetas, vitrinas, gabinetes y otras áreas que contengan objetos potencialmente peligrosos.
- Remueva la pintura desportillada de áreas que estén al alcance de sus niños (*Véase* también "*Plomo*" en la página 195).

Puertas, ventanas y pisos

- Si tiene una puerta de vidrio corrediza, póngale calcomanías de colores a la altura de los ojos de su niño. Cerciórese de que el piso frente a las puertas esté alfombrado o cubierto con una esterilla de goma.

- Libre de resbalones otras áreas de su casa también. Ponga esteras de goma debajo de todas las alfombras de área o más pequeñas.

- Mantenga las sillas y otros muebles lejos de las ventanas.

- Use guardaventanas en las ventanas de segunda planta, o más altas, para evitar caídas.

- Instale cerraduras o tapas para los tiradores de las puertas para evitar que los niños puedan abrirlas.

Escaleras

- Use puertas de seguridad en los huecos de las escaleras si tiene un bebé o un niño pequeño. (Aunque resulte tentador para usted y otros miembros mayores de la familia, evite saltar por encima de las puertas de seguridad, ya que su niño puede intentar imitarlos).

- Tapice las escaleras con alfombras de pared a pared o con esteras plásticas y compruebe que el pasamanos esté firme y bien asegurado.

- *NO* deje que su niño juegue en la escalera o en sus cercanías. Mantenga el área bien iluminada y libre de juguetes y otros objetos.

Objetos pequeños, filosos o venenosos

- Guarde los imperdibles, los alfileres, agujas, tijeras, botones y otros objetos agudos y pequeños bien lejos de su niño (véase seguidamente los consejos sobre la seguridad de los juguetes). Mantenga también fuera de su alcance todos los alimentos pequeños y redondos, tales como uvas, frutos secos y palomitas de maíz.

- Para la normas sobre la protección de su niño contra las substancias venenosas, véase "*Prevención de envenenamientos*" en la página 190.

- Use un tubo de pruebas de obstrucción (que se puede encontrar en las tiendas que venden artículos para bebés) a fin de comprobar los riesgos de las piezas pequeñas.

Juguetes

- Los juguetes grandes son mejores, especialmente para un niño pequeño, ya que es menos probable que, se atoren en las vías respiratorias del niño.

- Antes de comprar, examine cada juguete teniendo en cuenta las pequeñas partes removibles, los bordes filosos o las piezas rotas.

- Lea la etiqueta del juguete: contiene información importante acerca de la edad para la que está concebido. Si compra un juguete eléctrico, cerciórese de que tenga la aprobación de los laboratorios que certifican estos productos Underwriters Laboratories (UL por sus siglos en inglés).

- Sólo déle a su niño crayones, pinturas y marcadores que no sean tóxicos.

- Mantenga los globos sin inflar o los segmentos de globos lejos de su niño, y supervíselo cuando juega con globos inflados.

- Si un juguete contiene pilas, cerciórese de que las estas no son accesibles a un niño de menos de cinco años.

- Mantenga los juguetes de los niños mayores separados de los juguetes de los más chicos. Por ejemplo, los juegos de química, una opción popular entre niños mayores, resultan peligrosos para los pequeños.

- Cerciórese de que cualquier caja de juguetes con una tapa tenga bisagras seguras que no pincharán a su niño ni se cierre inesperadamente ni que tiene una tapa totalmente removible. La caja también debe tener agujeros para evitar el ahogo, en caso de que su niño se quedara atrapado.

- *NO* le compre a su niño armas de fuego de juguete. Algunas armas de juguetes, especialmente las escopetas de pellets y las BB, pueden ser peligrosas. Además, si su niño juega con armas de juguete, resulta más fácil que confunda un arma de fuego real con una de juguete.

- *NO* compre juguetes que disparen pequeños objetos.

- *NO* cuelgue juguetes en largas cuerdas a lo largo de la cuna o del corralito de un bebé.

- *NO* le ponga el chupete en un cordel o cordón.

NO JUEGUE CON LAS ARMAS DE FUEGO

Si tiene un arma en su casa, contemple el llevársela. Es lo más seguro que usted puede hacer por su familia. Dondequiera que las armas de fuego estén localizadas, tome las siguientes precauciones:

- Mantenga las armas descargadas en un área segura y cerrada fuera del alcance de los niños.
- Cerciórese de que se utilicen el cierre del gatillo y otros accesorios de seguridad.
- Guarde las municiones separadas de las armas, también en un área segura, bien cerrada y fuera del alcance de los niños.

PARA MÁS INFORMACIÓN

Muchas organizaciones ofrecen asesoría sobre prevención de incendios. (*Véase* la página 248).

UNA CASA A PRUEBA DE INCENDIOS

Cuando se producen incendios, las reacciones comunes son pánico, ansiedad y confusión. Por eso es vital estar preparado para un incendio en su casa, no sólo con alarmas de humo y equipo para extinguirlo, sino también con un plan de salvamento para toda la familia. Estando preparado, usted podrá enfrentar los incendios que se produzcan en su casa y escapar ileso de ellos.

Instale alarmas de humo

Las alarmas de humo son una necesidad en cada casa. He aquí lo que usted debe saber al respecto:

- Instale alarmas de humo en cada nivel de su casa y a una distancia no mayor de 6 pies (2 m) de los dormitorios. Si un miembro de su familia duerme con la puerta cerrada, instale una alarma de humo dentro de su cuarto. Las alarmas de humo pueden instalarse en dos lugares: en el techo, a 4 pulgadas (10 cm) de la pared más cercana; o en lo alto de una pared, de 4 a 12 pulgadas (10 a 30 cm) del techo. *NO* coloque alarmas de humo cerca de una puerta, una ventana o una chimenea.

- Mantenga sus alarmas de humo limpias y libres de polvo con una aspiradora o un paño suave.

- Pruebe sus alarmas de humo al menos una vez al mes presionándoles el botón de prueba y oyendo la alarma. Si es necesario, reemplace las baterías. Revise las baterías de las alarmas de humo dos veces al año cuando cambie la hora de los relojes. Deben instalarse nuevas baterías por lo menos una vez al año como cuestión de rutina.

- Compre alarmas de humo nuevas cada 10 años.

Equipe su casa con extinguidores de incendio

Cada casa debe de estar equipada al menos con un extinguidor de incendios. La mayoría de los modelos contienen substancias químicas secas que son lanzadas en un lapso de 8 a 25 segundos. Hay cuatro diferentes categorías de extinguidores de incendio: A, B, C y D (Véase *"Tipos de extinguidores de incendio"* en la página siguiente).

MANTENIMIENTO Y USO DE SUS EXTINGUIDORES DE INCENDIOS

- La mayoría de los extinguidores de incendios domésticos están diseñados para usarlos solamente una vez. Esto significa que una vez que usted use el extinguidor de incendios, debe desecharlo y luego comprar un repuesto.

- Guarde sus extinguidores de incendios en lugares accesibles lejos de las fuentes de calor y fuera del alcance de los niños.

- Aprenda el funcionamiento de sus extinguidores *antes* de que necesite usarlos. Enseñe a otros miembros de la familia a usarlos, excepto a los niños pequeños. Los extinguidores vienen con instrucciones claras que debe leer cuidadosamente. Algo aún mejor, adiéstrese en su uso con el departamento de bomberos de su localidad.

- Revise periódicamente sus extinguidores de incendio para confirmar que están debidamente cargados. Un manómetro o botón de prueba le marcará la presión. Si es demasiado baja, siga las instrucciones del fabricante referente al recargo o reemplazo del extinguidor. Si usted advierte algún daño, reemplace el extinguidor inmediatamente.

- Siempre tenga presente su propia seguridad cuando use un extinguidor de incendios. Si usted usa el extinguidor y el incendio no se apaga inmediatamente, déjelo, salga de la casa y pida ayuda desde el teléfono de un vecino, desde un teléfono celular (si tiene uno y se encuentra a mano), o desde un teléfono público de las inmediaciones.

Su mejor opción es comprar extinguidores de incendios para múltiples usos —ABC— que pueden usarse para toda clase de incendios.

Prepare un plan de salvamento para toda la familia

- Dibuje un plano sencillo de su casa. Para cada cuarto, conciba dos vías de escape, en caso de que una esté bloqueada por el fuego o el humo. Cerciórese de que todos en su familia entiendan y estén familiarizados con los planes de salvamento. Revíselos periódicamente.

- Tenga disponibles escaleras de salvamento junto a todas las ventanas de los dormitorios en los pisos superiores. Confirme que todo el mundo sabe cómo usarlas.

TIPOS DE EXTINGUIDORES DE INCENDIO

- A: para madera, papel, tela, tapizado de muebles, plástico y otros materiales ordinarios que se queman con facilidad
- B: para líquidos inflamables, tales como pintura, solventes y petróleo
- C: para equipos y alambres eléctricos, cajas de fusibles y aparatos electrodomésticos
- D: para metales

- Todas las barras y cerrojos de seguridad en las ventanas deben poder abrirse fácilmente desde el interior. Si se necesita una llave para ello, tenga una cerca de la ventana.

- Mantenga las salidas de su casa despejadas y bien iluminadas.

- Elija un lugar seguro para que su familia se reúna después de escapar de un incendio.

- Lleve a cabo un ejercicio de adiestramiento para casos de incendios, al menos dos veces al año. Instruya a cada uno a salir conforme a uno de los planes de salvamento. (En el próximo ensayo ponga en práctica el segundo plan). Practique el escapar a gatas. Algunos de los gases venenosos que se liberan en los incendios descienden hasta el suelo, y otros ascienden hasta el techo. El arrastrarse con la cabeza a 1 ó 2 pulgadas del suelo, usted estará respirando el aire menos viciado, al menos temporalmente.

- Enséñele a su familia a palpar una puerta cerrada antes de abrirla. Si la siente caliente, no la abra. Use una salida

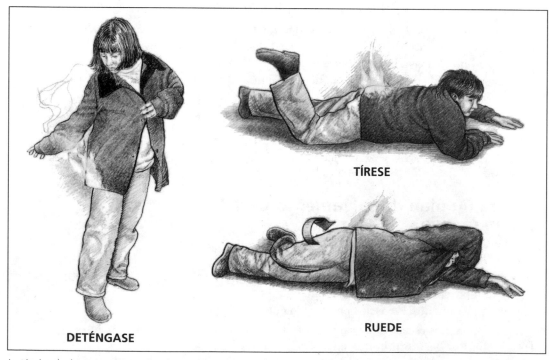

DETÉNGASE TÍRESE RUEDE

La técnica de detenerse, tirarse al suelo y rodar para apagar la ropa incendiada.

diferente o quédese en su sitio y espere ayuda. Nunca se esconda debajo de la cama o en un clóset, ya que le dificultará al personal de urgencias el trabajo de encontrarlo.

- Enséñele a su hijo la técnica de "pararse, tirarse y rodar" para apagar las ropas si empezaran a quemarse. Esta técnica significa dejar de hacer lo que está haciendo, tirarse al suelo y, tapándose la cara, rodar a derecha e izquierda hasta que las llamas se apaguen.

Otras recomendaciones para evitar incendios

- Guarde los fósforos (cerillas) y encendedores en un lugar seguro y cerrado bien fuera del alcance de los niños.
- Nunca deje velas encendidas o fogatas desatendidas.
- Cerciórese de colocar una pantalla frente a la chimenea.
- Use ceniceros grandes y de materiales no inflamables, y vacíelos a menudo si hay fumadores en su casa. Siempre empape las colillas de cigarros o cigarrillos en agua antes de tirarlas a la basura. *NO* fume acostado.
- Enséñele a su hijo que los incendios de grasas que se produzcan en la cocina deben sofocarse con una tapa, no con agua.
- Déle mantenimiento y atención a la chimenea, el horno, los calentadores de área, el fogón y otros aparatos productores de calor, así como a las líneas eléctricas de su casa.
- Sólo compre mantas eléctricas que hayan sido probadas por un laboratorio independiente.
- Use calentadores de área con seguridad (Véase "*Esté seguro con calentadores de área*" en la página siguiente).
- Mantenga la ropa, las mantas, los muebles y otros objetos inflamables bien lejos de las fuentes de calor.
- Deseche trapos empapados con limpiadores domésticos.
- *NO* sobrecargue los tomacorrientes y las extensiones eléctricas.

DÍAS FERIADOS Y CELEBRACIONES

- Guarde los adornos de las fiestas, incluidos los árboles de Navidad, lejos de las fuentes de calor.

LA SEGURIDAD CON CALENTADORES DE ÁREA

Al igual que cualquier aparato eléctrico, los calentadores de área o unitarios, deben elegirse y usarse con cuidado, especialmente cerca de los niños. El *Instituto Buen Hogar* aconseja lo siguiente:

A LA HORA DE ELEGIRLOS

- Elija sólo los calentadores probados en laboratorios independientes, tales como U1 o ET1.
- Cerciórese de que su modelo tenga protección contra vuelcos (esta característica debe aparecer apuntada en la caja). Los calentadores más seguros se apagan si se vuelcan.
- Busque un modelo que incluya un botón de seguridad para evitar que sus hijos lo enciendan o le suban la temperatura. Y enséñeles a estar por lo menos a 3 pies (1 m) de distancia de los calentadores de área, en cualquier circunstancia.

A LA HORA DE USARLOS

- Escoja un lugar seguro para su calentador de área. Nunca lo ponga en una zona muy transitada de la casa. Monte los calentadores de baño en la pared, siguiendo sólo las instrucciones del fabricante. Y nunca salga de su casa dejando un calentador encendido.
- No use una extensión eléctrica: la mayoría no están diseñadas para soportar tanta corriente.
- Nunca seque ropa sobre un calentador de área porque puede chamuscarse e incluso incendiarse antes de que el calentador se apague.
- Busque señales de desgaste, tales como cubierta mellada, parrilla doblada o alambres quemados o partidos en cualquiera de los extremos del cordón, que indican que su calentador necesita reemplazo.
- Algunos calentadores de área han sido recogidos en los últimos años por razones de seguridad. Para obtener más detalles sobre la recogida o para indagar sobre modelos más antiguos, diríjase a la Comisión de Seguridad de Productos del Consumidor al 800-638-2772 o al www.cpsc.gov.

- Compre o alquile disfraces resistentes al fuego o que retrasan su acción.
- Para intemperie, use tan sólo las luces que han sido diseñadas para ese fin.
- *EVITE* usar velas como adornos. Prefiera linternas o antorchas.
- *NO* desatienda el fogón mientras cocina.

PREVENCIÓN DE ENVENENAMIENTOS

Muchas substancias que se encuentran en el hogar pueden producir un envenenamiento, entre ellas medicinas, vitaminas, limpiadores, fertilizantes, cosméticos, removedores de pintura y algunos champús. Los envenenamientos accidentales con frecuencia ocurren en la primeras horas de la noche cuando los padres están distraídos o cansados. Vigilar de cerca a los niños es vital, pero guardar y usar debidamente todas las substancias químicas y medicamentos de la casa es de igual importancia.

El plomo, que se encuentra en grandes cantidades en alguna agua potable, así como en la pintura, el polvo, y en el terreno exterior, es una gran amenaza que enfrentan los niños de hoy. El envenenamiento con plomo presenta pocos síntomas, de manera que todas las fuentes de plomo que haya en su casa deben ser identificadas y removidas.

Finalmente, no se olvide de la intoxicación alimentaria. Es más común de lo que usted cree. Por lo general, los problemas son causados por la carne de res y de ave que no se cocina lo suficiente, los mariscos a harse a perder de conchas contaminados, y otros alimentos susceptibles a echarse a perder que no se han guardado bien. Conservando, manejando y cocinando los alimentos de una manera sana, usted puede ayudar a evitar que usted y su familia resulten víctimas de una intoxicación alimentaria.

Intoxicación alimentaria

AL COMPRAR
- Compre pescado o marisco que esté almacenado en hielo o que parezca y huela fresco.
- *NO* compre comida con la fecha vencida o a punto de estarlo.
- *NO* compre latas que estén dentadas o abultadas o frascos que estén cuarteados, rotos o goteando.
- *NO* compre huevos cuarteados.

UN ADECUADO ALMACENAJE
- Compruebe periódicamente que su refrigerador (nevera) y su congelador estén funcionando a la temperatura correcta: 40°F (4,4° C) o menos el refrigerador, y 0°F (−17,76° C) el congelador. *NO* sobrecargue estos aparatos, límpielos con frecuencia y deseche todos los artículos viejos y vencidos.
- Congele la carne, el pescado y las aves inmediatamente, a menos que usted se proponga comerlos en el curso de 2 días. Si ese es el caso, envuélvalo cuidadosamente en plástico y póngalos en el refrigerador.

- Guarde los huevos en sus envases originales en el cuerpo del refrigerador. Los portahuevos que hay en las puertas de algunos refrigeradores tienden a estar menos fríos que otras partes de la nevera y, por consiguiente, no es un buen lugar para guardar los huevos.
- Todas las sobras de comida cocinadas deben refrigerarse inmediatamente dentro de dos horas después de que se han cocinado. Separe las sobras en pequeñas porciones y guárdelas en recipientes poco profundos de modo que se enfríen rápidamente y por igual. *NO* deje las sobras más allá de 3 a 5 días.
- Guarde los almuerzos empacados lo más frescos que sea posible, idealmente en un refrigerador.
- Una merienda campestre (*pícnic*) susceptible de echarse a perder debe enfriarse con antelación y luego empacarse en una nevera portátil.

UN MANEJO ADECUADO DE LOS ALIMENTOS

- Lávese las manos con agua y jabón y límpiese bien las uñas antes de manipular comida.
- Use dos tablas de cortar (una para cortar los vegetales y la carne cocida; la otra para la carne de res y de aves y el pescado crudos). Esto ayudará a aislar las bacterias de los alimentos sin cocinar (carnes) de los alimentos crudos (hortalizas) y preparados.
- Lave todas las tablas de cortar, los mostradores y los utensilios con agua caliente y jabonosa. El uso regular de blanqueadores (cloro) o vinagre sobre estas superficies le ayudará a reducir significativamente la presencia de bacterias, de manera que reemplácelas o lávelas con frecuencia, o ambas cosas.
- Conserve los alimentos en temperaturas seguras: de 32°F a 40°F (0° C a 4,4°C) para las comidas frías, y por encima de 140° F (60° C) para las comidas calientes.
- Lave todas las frutas y hortalizas antes de comerlas o cocinarlas. Lave las latas y frascos antes de abrirlos.
- Siempre descongele la comida en el refrigerador o en el horno de microondas. *NO* la deje descongelándose en el mostrador.

LA MANERA ADECUADA DE COCINAR LOS ALIMENTOS

- Marine (o adobe) la carne y otros alimentos dentro del refrigerador.

- Cocine toda la carne roja y de aves completamente. La carne de aves y la carne roja molida nunca deben quedar con un color rosado en el centro. Usar un termómetro para carnes es la mejor manera de comprobar la temperatura. La mayoría de las carnes rojas y de aves deben cocerse a temperaturas de 160°F (71°C) o más altas.

- Cuando rellene un ave, inserte el relleno frío un momento antes de asar la pieza. O aún mejor, cocine el relleno por separado y luego sírvalo junto con el ave.

- Siempre cueza bien los huevos, hasta que la yema y la clara estén duras y no movedizas. Los huevos cocidos duros, bien fritos o en revoltillo son las mejores opciones. Los huevos fritos por un solo lado, pochés y pasados por agua no se recomiendan.

- Recaliente la comida completamente. Si ve que sale vapor de la comida, probablemente ya esté lo bastante caliente.

- Si usted enlata alimentos en casa, cerciórese de seguir cuidadosamente las instrucciones de la elaboración de conservas (tomadas de libros de cocina u otras fuentes confiables).

- Si hace una parrillada:
  - Siempre limpie primero la parrilla, calentándola y quitándole cualquier resto de comida.
  - Cocine de antemano la carne de aves, las costillas y cualquier otra carne roja pasándola por el horno de microondas o cociéndola en agua. Esto contribuirá a asegurar que la parte interna quede bien cocida.
  - Siempre use un plato para llevar la carne a la parrilla y otro plato limpio para llevársela.

- Si usa un horno de microondas:
  - Cubra holgadamente la comida con un papel encerado o papel plástico a prueba de calor: esto producirá un vapor que ayudará a la cocción de los alimentos. Siga las instrucciones que vienen con su horno de microondas respecto a los recipientes adecuados para cocinar y el tiempo que debe invertirse.

PARA MÁS INFORMACIÓN

Varias organizaciones, entre ellas La Dirección de Alimentación y Fármacos de EE.UU. (*FDA* por sus siglas en inglés), ofrecen información sobre la seguridad de los alimentos. (*Véase* la página 246).

- Rote la comida periódicamente para asegurar que el calentamiento sea parejo.

Substancias químicas y otros productos para la casa

NORMAS GENERALES

- Es mejor guardar las substancias químicas para la casa y el jardín y los limpiadores en el sótano o en el garaje.
- Nunca almacene productos de uso doméstico (limpiadores, etc.) junto con comida.
- Si está usando un producto para la casa, cerciórese de que, concluido el trabajo, lo ponga de nuevo en el lugar que le corresponde. Cualesquiera interrupciones o distracciones pueden conducir a potenciales envenenamientos. Si debe suspender lo que está haciendo, llévese el producto consigo.

NORMAS ADICIONALES PARA HOGARES CON NIÑOS

- Guarde los productos químicos para la casa y el jardín, así como los limpiadores, en un gabinete con llave o en un anaquel alto.
- Siempre guarde los productos domésticos en sus envases originales. Si los guarda en botellas vacías de jugo o de refresco, su niño puede confundir el veneno con algo de tomar. Asimismo, si su niño se traga un veneno, usted o alguien más deben ser capaz de identificarlo para que pueda administrársele el tratamiento correcto.
- Los productos que normalmente se tienen en la cocina, tales como detergentes, deben guardarse en un gabinete con un pestillo de seguridad. Acuérdese de mantener ese gabinete cerrado todo el tiempo.
- Siempre que sea posible, compre envases que los niños no puedan abrir.
- Hasta el champú, la crema, el perfume y otros productos para el pelo pueden ser venenosos. Esté atento a mantenerlos también fuera del alcance de los niños.

Plomo [informe del *Instituto Buen Hogar*]

- Examine la pintura, el agua y el suelo de su casa y el terreno que la rodea para comprobar los niveles de plomo. Si encuentra que la presencia del plomo es elevada, tome medidas para remover las fuentes del plomo. Es mejor dejarle esto a un profesional experimentado. Para más información acerca del plomo y qué hacer al respecto, llame al 800-424-LEAD.

- *NO* guarde nada en frascos de cerámica, especialmente líquidos ácidos como jugo de naranja, vino o vinagre. Rellenar una jarra del mercadillo o un frasco de antigua porcelana todo el día con bebidas ácidas es también una mala idea, especialmente si está embarazada (el plomo puede pasar al feto).

- Si su casa tiene tuberías de plomo o soldaduras de plomo, deje que el agua corra hasta que se enfríe (especialmente en las mañanas) antes de usarla para beber o cocinar. Las concentraciones de plomo son más altas en el agua que se queda en las tuberías por largos períodos de tiempo.

- *NO* deje que su niño juegue o se lleve a la boca otras fuentes de plomo, tales como papel de periódico coloreado, utensilios viejos con empuñaduras pintadas, o juguetes viejos pintados.

- Si sospecha que su niño se ha visto expuesto a elevadas concentraciones de plomo, llévele a un médico para que verifique los niveles de plomo en la sangre y reciba el tratamiento adecuado.

- Converse con su médico acerca de cómo prevenir el envenenamiento con plomo.

Medicamentos

Los medicamentos —ya sean prescritos o comprados sin recetas, incluso las vitaminas— son la causa más común del envenenamiento de los niños. El usar y el guardar responsablemente los medicamentos en su hogar es vital para todos los miembros de su familia.

NORMAS GENERALES

- Siempre lea cuidadosamente las etiquetas de los medicamentos, y sólo administre la dosis recomendada. Nunca le dé la medicina de una persona a otra.

- Revise periódicamente el gabinete de sus medicinas. Eche las medicinas viejas o vencidas en el inodoro o el vertedero. Luego enjuague el envase con agua y deséchelo.

NORMAS ADICIONALES PARA HOGARES CON NIÑOS

- Mantenga todos los medicamentos en un gabinete cerrado fuera del alcance del niño.

- Compre medicamentos en envases que los niños no puedan abrir, pero no deje que esos envases lo induzcan a una falsa seguridad. Los envases a prueba de niños no son en un 100 por ciento efectivos.

- Aprenda las importantes diferencias entre la potencia del acetaminofén para bebés y para niños que comienzan a andar. Pídale a su médico o a su farmacéutico que le explique las diferencias y le ayude a elegir el producto y la potencia apropiados para su niño. Recuerde, nunca le dé a un niño aspirina. Su uso puede causar el síndrome de Reye que afecta los órganos del cuerpo, particularmente el cerebro y el hígado.

Plantas y flores

Tanto las plantas como las flores en su casa o en sus inmediaciones pueden ser peligrosas si su niño las come o se las lleva a la boca.

- Identifique siempre qué plantas y flores son venenosas. Esta información puede encontrarla en libros de plantas y flores o en un vivero de su localidad.

- Enseñe a sus niños a no llevarse las flores y las plantas a la boca.

- *EVITE* plantar flores y plantas venenosas en su jardín, o colocarlas en su casa. Consulte con un centro de jardinería o de control de venenos si tiene alguna duda específica.

SEGURIDAD CUARTO POR CUARTO

Aunque los accidentes pueden ocurrir en cualquier parte de la casa, algunas piezas, tales como el sótano, el baño, el garaje y la cocina son más peligrosas que otras. Prestándole especial cuidado a esas áreas, usted puede ayudar a garantizar un clima de seguridad en toda su casa.

Sótano/depósito/lavandería

NORMAS GENERALES

- Compruebe que sus hornos, respiraderos, chimeneas y otros componentes de sistemas de calentamiento y enfriamiento se revisan y arreglan con regularidad.

- Mantenga todo el sótano limpio, libre de polvo y bien iluminado.

- Si guarda leña en el sótano, póngala en un cuarto separado, bien lejos de las fuentes de calor.

- Cerciórese de que las puertas de la lavadora y la secadora estén siempre cerradas. Desconecte la plancha y guárdela inmediatamente después de usarla.

- Limpie regularmente el filtro de su secadora. *NO* deje la secadora prendida cuando usted no esté en la casa o cuando esté durmiendo.

- *NO* guarde trapos mojados de substancias químicas de uso doméstico. Deséchelos inmediatamente.

NORMAS ADICIONALES PARA HOGARES CON NIÑOS

- Vigile a sus niños cuando estén en el sótano hasta que sean mayores y más responsables. Use un simple pestillo puesto en lo alto de la puerta para evitar que sus hijos entren al sótano (especialmente un sótano que se use para almacenar o que estuviere sin terminar).

- Todas las pinturas, barnices, diluyentes, detergentes y otros productos químicos domésticos deben mantenerse en sus envases originales y guardarse seguramente en un gabinete cerrado con llave o en un anaquel alto, fuera del alcance y de la vista de los niños. (Para más información,

SABÍA USTED QUE...

Los envases a prueba de niños no son 100% efectivos. Guarde todos los medicamentos fuera del alcance de los niños.

Véase "Substancias químicas y otros productos para la casa" en la página 194).

- Guarde todos los clavos, tornillos, martillos y otras herramientas fuera del alcance de su niño.
- Cierre con llave todos los congeladores y refrigeradores adicionales.

El baño

NORMAS GENERALES

- Para evitar quemaduras de agua caliente, fije el termostato de su calentador de agua a menos de 110° F (43,29° C).
- Guarde todos los aparatos electrodomésticos, tales como secadores de pelo o rizadores, lejos del agua. Cuando estos artículos estén enchufados, nunca los deje desatendidos. Cuando no estén en uso, desconéctelos y guárdelos.
- Coloque una estera de goma o una calcomanía no resbaladiza en la bañera y en la ducha. Instale barandas de seguridad en su baño y en la ducha y en torno al inodoro si tiene una persona enferma o descapacitada en su casa.

NORMAS ADICIONALES PARA HOGARES CON NIÑOS

- Siempre pruebe la temperatura del agua antes de dejar que que su niño se bañe o se duche. Use el antebrazo para probar el agua, manteniéndolo sumergido por algunos segundos.
- Siempre vigile a sus niños cuando tomen un baño o una ducha.
- Guarde todos los medicamentos en un gabinete cerrado, fuera del alcance y la vista de los niños. Un lugar fresco y seco es el mejor ambiente para la mayoría de las medicinas. (Para más información, *véase "Medicamentos"* en la página 195).
- Coloque navajas, perfumes, secadores de pelo y cosméticos en una gaveta o gabinete con un cerrojo de seguridad.
- Guarde el champú, el jabón y la pasta de dientes fuera del alcance de los niños.
- Mantenga siempre cerrada la puerta del baño y la tapa del inodoro bajada.

* *NO* guarde los productos de limpieza del baño debajo del lavabo. Guárdelos en el sótano en un gabinete cerrado o en un anaquel alto.

Garaje

NORMAS GENERALES
* Mantenga todos los insecticidas, fertilizantes y otros productos químicos en sus envases originales.
* *NO* encienda su auto en un garaje cerrado.

NORMAS ADICIONALES PARA HOGARES CON NIÑOS
* Vigile a sus niños cuando estén en un garaje hasta que sean mayores y más responsables.
* Siempre mantenga cerradas las puertas de los autos.
* Guarde los envases de insecticidas, fertilizantes y otros productos químicos en un gabinete cerrado o en un anaquel alto. (Para más información, *véase "Substancias químicas y otros productos para la casa"* en la página 194).
* Guarde todas las herramientas eléctricas y de jardinería, así como otros equipos tales como escaleras, cordones y cuerdas bien fuera del alcance de los niños.
* *NO* deje que su niño juegue con el abridor automático de su garaje si usted tiene uno.

Cocina

NORMAS GENERALES
* Anote cerca de su teléfono los números telefónicos de médicos, servicios médicos de urgencia (SMU), así como del centro de control de venenos y los departamentos de policía y de bomberos de la localidad.
* Desconecte los aparatos electrodomésticos, tales como la tostadora, el horno de microondas y la procesadora de alimentos, cuando no los esté usando o cuando esté intentando quitar algún objeto que se haya trabado, tal como un pedazo de pan en la tostadora.
* Evite las caídas limpiando inmediatamente todo lo que se caiga al piso.

CASAS A PRUEBA DE NIÑOS

Recuerde, si tiene niños es necesario que tome precauciones en toda la casa. (*Véase* también *"Una casa a prueba de niños"* en la página 182) y *"Cómo prepararse para envenenamientos"* en la página192).

SABÍA USTED QUE...

Muchos incendios domésticos comienzan en la cocina. *Véase "Una casa a prueba de incendios"* en la página 186, para más detalles acerca de la prevención de incendios.

- Si tiene una alfombra de área en la cocina, debe tener el reverso de goma.
- *NO* deje comida que se esté cocinando, especialmente aceite u otros productos inflamables, sin vigilancia.

NORMAS ADICIONALES PARA HOGARES CON NIÑOS

- Guarde el jabón de la fregadora de platos y otros artículos que usted use a diario en un gabinete con pestillos de seguridad. Todos los productos químicos domésticos deben guardarse en un gabinete cerrado o en un estante alto o, de ser posible, en el sótano. (Para más información, *véase "Substancias químicas y otros productos para la casa"* en la página 194).
- Use cierres de seguridad en todas las gavetas y alacenas que contengan utensilios filosos, ollas y otros artículos pesados.
- Mantenga todos los aparatos electrodomésticos, tales como la tostadora, el horno de microondas o la procesadora de alimentos, lejos del borde del mostrador.
- Cocine en las hornillas del fondo siempre que sea posible y vuelva las asas de las ollas hacia el fondo del fogón.
- Mantenga la silla alta de su niño fuera de las áreas más transitadas o peligrosas, tales como el fogón, los mostradores, el fregadero y el teléfono.

SEGURIDAD EN TORNO A LA CASA Y EN EL JARDÍN

La seguridad en la casa no se aplica tan sólo al espacio de puertas adentro, sino también al jardín, al traspatio y al exterior de la casa. Las parrillas para asar carnes, las piscinas, los columpios y los toboganes son sólo algunas de las cosas de las inmediaciones de la casa que exigen cuidadosa prevención de accidentes.

Exterior de su casa
- Limpie sus aleros y desagües periódicamente. El techo y la chimenea deben tener un buen mantenimiento.

- Cuando use una escalera, tenga a alguien que la sujete debajo y que esté allí hasta que usted descienda. Mantenga a su niño alejado de la escalera.
- Cerciórese de que todos los peldaños y pasamanos estén en buenas condiciones.
- En invierno, limpie diariamente la nieve para mantener las entradas a su casa despejadas y seguras. Espolvoree sal u otras substancias anticongelantes en las gradas y las aceras para evitar que se congelen y causen caídas.
- *NO* permita que ningún miembro de su familia se suba en el techo. Sólo empleados debidamente adiestrados de una compañía techadora deben aventurarse a eso.

Parrillas

PARA TODOS TIPOS DE PARRILLAS
- Coloque su parrilla lejos de cualquier cosa que se queme, tal como su casa, su garaje o su jardín.
- Tenga siempre cerca un recipiente con agua por si tuviera que sofocar las llamas.
- Cuando esté usando la parrilla, mantenga a los niños y a los animales domésticos bien lejos.
- Siempre use los utensilios apropiados para la parrillada y use un delantal y guantes largos de horno.
- *NO* deje la parrilla encendida sin atender.
- *NO* use una parrilla dentro de la casa.
- *EVITE* agregarle aceite o grasa a la comida que está asando.

SI TIENE UNA PARRILLA DE CARBÓN
- Use una pequeña cantidad de combustible fluido para prender el fuego (nunca gasolina).
- *NO* le agregue más fluido combustible si el fuego es débil o se está apagando —más bien intente añadirle más carbón—. Vigile el carbón según se calienta.
- Una vez que haya terminado de usar la parrilla, échele agua a los carbones y tírelos.
- *NO* intente mover la parrilla hasta que se haya enfriado del todo.

SI TIENE UNA PARRILLA DE GAS

- Guarde siempre el cilindro de gas afuera y tenga cuidado cuando lo haya rellenado.

- Para garantizar que le han llenado su tanque correctamente, participe en uno de los programas de intercambios de cilindros que existen en supermercados, en grandes cadenas de tiendas, en almacenes que venden materiales y utensilios domésticos, en pequeñas tiendas de abastos, y en gasolineras. Por aproximadamente $15, usted puede cambiar su tanque vacío por uno que ha sido inspeccionado y rellenado por un técnico acreditado. Estos nuevos tanques tendrán válvulas a prueba de escapes.

- Siempre traslade el tanque en posición vertical.

- Cada vez que reconecte el cilindro, compruebe la presencia de escapes de gas frotándole agua jabonosa a las conexiones. Si se forman burbujas, necesita ajustar las conexiones.

- Cuando la parrilla no esté en uso, compruebe que la válvula del gas esté cerrada.

- Siempre siga las instrucciones del fabricante para usar y mantener la parrillada.

- Si la válvula o el cilindro de la parrilla se estropean, deje de usarlo inmediatamente y haga que un técnico de servicio adiestrado en ello lo repara o lo reemplace.

Jardín

- Regularmente pode los árboles y arbustos que cuelgan demasido cerca de su casa o de los alambres de la electricidad. Si el trabajo resulta muy grande, contrate a un profesional.

- Cuando utilice herramientas de jardín, tales como podadoras o sierras de cadena, use zapatos fuertes, pantalones largos y lentes de seguridad. Limpie el área de piedras, ramas u otros objetos que pudieran ser arrojados por la podadora. *NO* use una podadora alrededor de los niños o los animales domésticos.

- Guarde cuidadosamente todas las herramientas de jardinería en un cobertizo o en un garaje cerrado.

- Cuando use insecticidas, cerciórese de seguir cuidadosamente las instrucciones y preste atención a las precauciones establecidas, tales como las de usar guantes de goma, y mantenerse apartado de la hierba por un determinado período de tiempo. Siempre guarde los insecticidas y otros productos químicos para el jardín en un gabinete cerrado completamente fuera del alcance de los niños y los animales domésticos.

* *EVITE* plantar flores y plantas venenosas en su jardín. Consulte con un centro de jardinería o de control de venenos si tiene alguna duda específica.

Piscinas

LAS MEDIDAS DE SEGURIDAD DE UNA PISCINA DEBE CUMPLIRSE ESTRICTAMENTE PARA PROTEGER A TODOS LOS QUE LA USAN

* Levante una cerca tal como lo prescriben las ordenanzas, alrededor de toda el área de la piscina y mantenga las puertas cerradas cuando la piscina no esté en uso.

* Siempre quite la cubierta de la piscina antes de nadar.

* Mantenga un salvavidas o cualquier otro artefacto flotante cerca de la piscina.

* Aprenda a dar RCP (*Véase* la página 13).

* Tome un curso básico de seguridad en el agua ofrecido por organizaciones de primeros auxilios (*Véase* la página 231).

* Contemple la instalación de una alarma a la puerta de la piscina y una alarma especial para piscinas en el agua. La alarma de piscina le dirá cuando cualquier cuerpo pesado cae en la piscina, o si hubiere un sonido o un cambio de presión debajo del agua.

* *NO* deje que nadie nade solo, incluso adultos. Los niños deben ser estrechamente vigilados por los adultos todas las veces que usan la piscina.

* *NO* deje que corran o hagan otros deportes alrededor de la piscina.

* *NO* deje que se zambullan en una piscina por encima del nivel del suelo o en cualquier agua que tenga menos de 9 pies (3 m) de profundidad.

* *NO* tome drogas o alcohol inmediatamente antes de nadar o mientras lo está haciendo.

TENGA MUCHO CUIDADO CON LOS PRODUCTOS QUÍMICOS PARA LA PISCINA

- Guarde en un lugar seguro todos los productos químicos de la piscina fuera de su casa, bien lejos de las fuentes de calor y del alcance de los niños.

- Antes de comprar productos químicos, revise el envase por si presentara algún deterioro. Si un envase se deteriora posteriormente, deseche el producto químico inmediatamente.

- Agregue los productos químicos al agua de la piscina según las instrucciones del fabricante. Compruebe que nadie esté dentro de la piscina cuando lo haga.

Toboganes, columpios y cajones de arena

- Compruebe que hay hierba, arena u otra substancia suave debajo del equipo de juego.

- Los columpios deben construirse de un estilo flexible y de lienzo o goma dura.

- Los columpios deben ser de 6 pies (2 m) de alto o de menos para los niños menores de 8 años de edad. Para niños mayores, los columpios no deben tener más de 8 pies (2.4).

- Todos los equipos de juego deben ser inspeccionados periódicamente y debe dárseles mantenimiento. Cubra cualesquiera bordes filosos o tornillos con tapas plásticas. Si el equipo es viejo, inestable o está corroído, contemple reemplazarlo.

- Regularmente limpie y seque una caja de arena. Cúbrala para mantenerla libre de animales domésticos y salvajes.

- Siempre supervise a los niños y sus equipos de juego.

- Cerciórese de que su niño no lleve ropa larga y colgante que pudiera enredarse en el equipo de juego.

- Enseñe a su niño a no poner la lengua en el equipo de juego ni en otros objetos metálicos, especialmente en invierno. En verano, revise cualquier tobogán de metal para cerciorarse de que no esté demasiado caliente para que jueguen en él.

JUGAR CON SEGURIDAD FUERA DE CASA

PREPARATIVOS DE SEGURIDAD ANTES DE VIAJAR

U sted ya ha elegido su destino, ha reservado sus hoteles y ha decidido cómo va a llegar al lugar. Pero antes de salir, también debe tener en cuenta su salud mientras esté de viaje.

La mejor manera de mantenerse saludable mientras está fuera de su casa es investigar acerca de su destino, conocer las condiciones locales y estar preparados para ellas. He aquí algunos pasos sencillos pero importantes que debe dar antes de salir de viaje.

Lo que usted debe hacer

- Cerciórese de que su seguro medico lo abone a usted y a su familia en la ruta y en su destino. De lo contario, consiga un seguro de viaje adicional.

- Si fuera necesario, inmunícese. Consulte a su médico por lo menos 6 semanas antes de su viaje acerca de las inyecciones que usted necesitará.

- Investigue acerca del lugar donde va, y encuentre cómo obtener atención médica mientras se encuentra allí. Si está viajando al extranjero, intente aprender una cuantas palabras clave en el idioma local. Si usted padece alguna

---

SEGURIDAD EN EL AGUA Y EN EMBARCACIONES

Mantenerse seguro cerca del agua incluye también tomar precauciones en la playa o en un lago o mientras da un paseo en bote. Para las normas de seguridad en estos ambientes, *Véase* la página 218.

VIAJE AÉREO

EL VIAJAR POR AVIÓN INCLUYE PRECAUCIONES MÉDICAS ADICIONALES

- Dé una caminata por la cabina del avión cada una hora para evitar que las piernas o los tobillos se le inflamen y se formen posibles coágulos de sangre. Si es propenso a que esas áreas se le inflamen, use medias elásticas.

- Para aliviar el dolor de oídos durante el despegue y el aterrizaje, trague, bostece o mastique chicle. Si tiene catarro o congestión nasal, pregúntele a su médico si puede tomar un descongestionante.

- Para ayudar a evitar el desfase de horario (*jet lag*), beba grandes cantidades de líquidos no alcohólicos durante el vuelo. También considere tomar melatonina para evitar el desfase de horario.

- Si tiene alguna enfermedad pulmonar o cardíaca, puede necesitar oxígeno suplementario durante un viaje aéreo. Consulte a su médico y, si fuera necesario, llegue a algún acuerdo al respecto con la aerolínea con suficiente antelación al viaje.

PARA MÁS INFORMACIÓN

Antes de salir de viaje, vale la pena visitar el cibersitio del Centro para Control y Prevención de Enfermedades, que ofrece muchísima información para los viajeros. *Véase* la página 245 para más información.

afección o enfermedad particular, lleve una nota que lo explique en el idioma local y un brazalete o collarín con una identificación médica.

- Si usa lentes por prescripción para corregir alguna deficiencia visual, lleve un par adicional. Y tampoco se olvide de sus lentes de sol.

- Lleve consigo todas las medicinas que tiene que tomar. Si está viajando en avión, lleve las medicinas a bordo junto con usted. Incluya en su equipaje una cantidad mayor de esos medicamentos de las que va a necesitar, pero siempre tome tan sólo la dosis indicada. Mantenga los medicamentos en sus envases originales junto con copias de las recetas originales.

- Tenga en cuenta cómo los husos horarios (las diferencias de horas en distintos lugares de la tierra) y su itinerario de viaje pueden afectar el horario de sus medicamentos, y consulte a un médico por si fuera necesario hacer ajustes en ese horario.

- Si usted usa medicinas inyectables (insulina, por ejemplo), lleve una nota de su médico explicándole esto a los funcionarios de inmigración, que podrían extrañarse de que usted portara jeringas y medicamentos. Cerciórese de llevar sus propias jeringuillas.

- Además de sus medicamentos prescritos, incluya un pequeño botiquín que contenga:
  - Acetaminofén, ibuprofén o aspirina (recuerde que la aspirina sólo debe dárseles a los adultos).
  - Remedios antidiarreicos y para combatir las náuseas
  - Antihistamínicos y descongestionantes
  - Pomada antibacteriana
  - Protector solar (SPF 15 o más alto)

- Para algunas partes del mundo, contemple incluir píldoras para purificar el agua o un purificador de agua mecánico, un mosquitero de cama impregnada de repelente para alejar a los mosquitos y píldoras antimalaria (estas píldoras deben empezar a tomarse 2 semanas antes de su partida).

- Si tiene una afección médica particular, no deje de consultarle a su médico antes de viajar. Y lleve una copia de su hoja clínica consigo.

SEGURIDAD EN EL AUTOMÓVIL

Consejos para conducir seguro

Los autos de hoy día son más seguros que los de antes, con parabrisas a prueba de choques, bolsas de aire, cinturones de seguridad en los hombros y la cintura, mas cojines para reclinar la cabeza. Pero estas características no bastan. Sus habilidades al conducir, los que incluyen la respuesta que le dé a otros conductores y las condiciones de la vía, son igualmente importantes. He aquí algunos consejos para ayudarlo a ser un conductor más seguro y consciente durante todo el año.

- *NO* conduzca si está somnoliento, si ha tomado alcohol, algún medicamento o drogas ilícitas que puedan interferir con su capacidad de conducir, o si se siente profundamente enojado o inquieto.

ARTÍCULOS QUE DEBE TENER EN SU AUTO EN CASO DE URGENCIA

Hay varios artículos que usted debe tener en su auto en caso de urgencia.

ARTÍCULOS PARA TODO EL AÑO
- Escobilla y cepillo para limpiar el parabrisas
- Toallas de papel y paños
- Líquido para el limpiaparabrisas
- Agua en un envase plástico para el radiador (para usar si el auto se recalienta)
- Mapas de carreteras y una brújula
- Cables de arranque
- Sifón de gasolina
- Cuerda (por lo menos 16 pies)
- Linterna y baterías de repuesto
- Luces de advertencia o señales lumínicas para carreteras
- Juego de herramientas: un gato hidráulico y otras herramientas para arreglar un neumático desinflado
- Calentadores (para entibiarse las manos)
- Fósforos a prueba de agua
- Extinguidor de incendios (de tipo BC; *Véase* la página 186)

- Teléfono celular (si tiene uno) o dinero fraccionario para un teléfono público
- Botiquín de primeros auxilios. Un botiquín para su auto puede ser semejante al botiquín de primeros auxilios de su casa (*Véase "Botiquín de primeros auxilios"* en la página 2) con la adición de pañuelos desechables. Recuerde que las temperaturas extremas alteran a muchos medicamentos, tales como la epinefrina (cuando tenga dudas, revise la etiqueta). Es mejor que no guarde medicamentos en su auto, sino que los lleve consigo cuando va a hacer un largo viaje por carretera, o cuando sea necesario.

PARA TEMPORADAS INVERNALES
- Raspador de hielo y escobilla
- Líquido anticongelante para parabrisas
- Pala
- Arena o sal
- Ropa y calzado abrigados de más
- Paquete de comida y agua embotellada en caso de emergencia (especialmente si se anticipa condiciones extremas)
- Manta

- Hágase examinar los ojos. Si es necesario, use al conducir los lentes graduados que necesita. Si las condiciones del tiempo son soleadas o brillantes, use lentes de sol.

- Cerciórese de que su seguro de automóvil está actualizado.

- Abróchese su cinturón de seguridad. Haga que todos los pasajeros se los abrochen también. Si un bebé o un niño está en el auto, póngale en el asiento de seguridad adecuado (*Véase* la página 209). Compruebe que todos los niños están adecuadamente confinados al asiento trasero.

- Obedezca siempre las reglas del camino, tales como lo que indican los letreros antes de incorporarse al tránsito o cambiar de senda (carril), obedeciendo a todas las señales y las luces del tránsito, dándole espacio de sobra a las bicicletas, conduciendo dentro de los límites de la velocidad permitida, y manteniendo por lo menos la distancia equivalente a dos autos entre usted y el auto que va al frente.

- Evite a los conductores agresivos, y no se comporte usted agresivamente.

- Considere tomar un curso para mejorar sus habilidades como conductor.

- Si usted fuera un conductor anciano (o conoce a alguien que lo es), adapte un enfoque objetivo y razonable con respecto a sus habilidades como conductor.

Características de seguridad en su auto

CINTURONES DE SEGURIDAD

Sin lugar a dudas, los cinturones de seguridad funcionan. Cuando se usan adecuadamente, son el modo más efectivo de prevenir lesiones graves y la muerte en accidentes automovilísticos. Los cinturones deben usarse todas las veces que usted o un familiar estén en el auto (para los niños que pesan menos de 70 libras (32 kilos), se usan los asientos de seguridad, *Véase* la página 209). Ponerse su asiento de seguridad debe convertirse en algo automático, igual que cerrar la puerta del auto. Si su auto no tiene una señal automática que les recuerde abrocharse los cinturones, deje una nota puesta en su visera de sol o en el tablero de instrumentos.

Los cinturones de cintura y hombros ofrecen la mejor protección. Si su auto sólo tiene cinturones de seguridad para la cintura, no deje de usarlos; le ayudarán a protegerlo en caso de accidente.

Para que funcionen bien, los cinturones de seguridad deben estar adecuadamente sujetos al auto y correctamente ajustados al pasajero a fin de que se sienta ceñido sin estar incómodo. Los cinturones de los hombros deben cruzarle el pecho desde el hombro hasta la parte superior del muslo.

Las mujeres embarazadas deben ponerse el cinturón de seguridad con cuidado: la parte del hombro debe colocarse sobre la clavícula y el segmento de abajo no sobre el abdomen, sino sobre la parte superior de los muslos.

ASIENTOS DE SEGURIDAD DE LOS NIÑOS

En todos los Estados Unidos es ley que todos los niños que viajan en auto deben estar restringidos por un asiento de seguridad, o cinturones de seguridad debidamente ajustados. Aunque no está legislado, hay una segunda regla que usted siempre debe cumplir: *todos* los niños, incluidos los bebés, deben viajar en el asiento trasero.

ÚLTIMAS NOTICIAS SOBRE EL ASIENTO DE SEGURIDAD DEL NIÑO

Las nuevas normas de la NHTSA para los asientos de seguridad del niño hacen a éstos más seguros y más fáciles de instalar, en lugar de asientos que se agregan a su auto a través de los cinturones de seguridad, el nuevo sistema es independiente de los cinturones. Los fabricantes de vehículos de motor están modificando sus diseños para incorporar el nuevo sistema de sujeción de niños.

ADELANTOS DE LA PRIMERA FASE

La primera fase de los adelantos en los asientos de seguridad de los niños incluye una nueva correa superior en el asiento del niño que ayudará a sujetar éste al vehículo de manera más segura y que reducirá el riesgo de lesiones en la cabeza. A partir de septiembre de 1999, la mayoría de los nuevos autos de pasajeros (con excepción de los convertibles) han de estar equipados con el correspondiente aditamento donde se engancha esta correa superior. A partir del 1 de septiembre de 2001, todos los vehículos nuevos (incluidos los camiones ligeros, las camionetas y furgonetas) deben estar equipados con este accesorio.

ADELANTOS DE LA SEGUNDA FASE

La segunda fase de los adelantos en los asientos de seguridad de los niños —un sistema para sujetar el asiento más sencillo, efectivo y a menor altura— no será obligatorio hasta el 2002, aunque algunos fabricantes de asientos de autos y de vehículos pueden adoptar estas mejoras voluntariamente antes de esa fecha.

Al elegir un asiento de seguridad

- Escoja un asiento de seguridad que tenga el tamaño y el modelo para la edad y el peso de su niño y que quepa en su auto.

- Un asiento de seguridad debe cumplir todos los requisitos de seguridad federales. También debe tener un número de modelo y una calcomanía con una fecha de fabricación posterior al 1 de enero de 1981 (si fue hecho antes de esa fecha, el asiento puede que no cumpla con las normas estrictas de seguridad). Para comprobar si su asiento ha sido retirado del mercado, diríjase a la Comisión Federal de Protección a los Productos del Consumidor (*Véase* la página 232).

- Es mejor comprar un asiento de seguridad que no tenga más de 10 años, aunque algunos fabricantes dicen que los asientos deben usarse tan sólo por 6 años. Revise en el manual de instrucciones las recomendaciones del fabricante.

- *NO* compre un asiento que haya estado en un accidente, que tenga rajaduras en la armazón, le falten piezas o no venga con el manual de instrucciones del fabricante.

Para usar un asiento de seguridad

- Consulte el manual del dueño del vehículo para sujetar bien el asiento de seguridad en el auto.

- Siempre use el asiento de seguridad según las instrucciones del folleto del fabricante.

- Revise periódicamente el asiento de seguridad de su niño para cerciorarse de que esté funcionando bien. Repare cualquier problema menor. *NO* use un asiento que esté claramente deteriorado o que haya estado en un accidente.

- Un bebé que pese 20 libras (9 kg) o menos y que sea menor de 1 año de edad debe estar colocado en un asiento sólo para infantes o en un asiento convertible de frente al asiento trasero, ambos se colocan mirando hacia el fondo del vehículo. (Nunca lo sustituya por un asiento de juguete de casa). Las tiras del arnés deben ajustarse sobre los hombros y entre las piernas del bebé. Ponga la presilla de retención en medio del pecho a la altura de la axila.

- Un niño que pese de 20 a 40 libras (9 a 18 kilos) y mayor de 1 año de edad debe ser colocado en un asiento convertible que dé para el asiento delantero y sujeto con un arnés completo. Si el asiento tiene una presilla de retención del arnés, póngasela a nivel de la axila de su niño para que le sostenga las correas del arnés sobre los hombros.

- Un niño que pese de 40 a 80 libras (18 a 36 kilos) debe ser puesto en una sillita de elevación que dé para el asiento delantero (*Véase* el recuadro "*Súbalos antes de abrocharlos*" en la pagina 213). Nunca use una sillita de elevación doméstica para este fin. Hay tres tipos de sillitas de elevación:

  - Un elevador sujeto a un cinturón (elevador sin resguardo) que debe usarse tanto con el cinturón de seguridad de la cintura como con el del hombro. Cerciórese de que el cinturón de la cintura queda ajustado abajo, y que el cinturón del hombro descanse sobre los hombros de su niño y pegado a su pecho.

  - Elevadores con resguardos removibles. Quítele el resguardo para cerciorarse de que los cinturones de seguridad de los hombros y la cintura están bien puestos. Un sillita de elevación con resguardo puede usarse si su auto no ofrece adecuada protección a la parte superior del cuerpo de su niño. Los resguardos de las sillitas de elevación *no pueden* usarse para niños que pesen más de 40 libras, y niños que pesen menos de 40 libras pueden salir despedidos en un vuelco a pesar del resguardo. Si su auto tiene sólo cinturones de seguridad para la cintura, contemple el instalarle arneses para los hombros, de manera que pueda usar los asientos con sillitas de elevación sujetos al cinturón.

  - Los elevadores de alto respaldo se usan como las sillitas de elevación sujetos al cinturón. La mayoría de los modelos tienen una presilla o una correa que mantiene el cinturón del hombro en su lugar.

- Su niño debe seguir usando la sillita de elevación sujeta al cinturón hasta que su peso sobrepase las 80 libras y sea lo suficientemente grande para que el cinturón de seguridad del auto le cruce por delante de la pelvis, no del abdomen,

PARA MÁS INFORMACIÓN

La Asociación Americana de Automóviles (AAA por sus siglas en inglés), la Administración Nacional de Seguridad del Tránsito por Carretera (NHTSA por sus siglas en inglés) y el Consejo de Seguridad Nacional ofrecen valiosa información sobre seguridad de automóviles, asientos de autos y mucho más. (*Véase* la página 252 para mayor información).

y pueda sentarse recostado del espaldar del asiento, con las rodillas dobladas sobre el borde del mismo y los pies sobre el piso del vehículo.

BOLSAS DE AIRE

A partir de los modelos del año 1998, todos los vehículos de pasajeros deben tener bolsas de aire (duales) para el conductor y el pasajero. Lo mismo se aplica a todos los camiones ligeros a partir de 1999. Los términos "bolsas de aire" (*air bags*), "SRS" (sistema de restricción suplementaria) o "SIR" (siglas en inglés de la llamada restricción suplementaria inflable), indican que el vehículo cuenta con bolsas de aire. Si usted no está seguro de si su auto tiene bolsas de aire, revise el manual del dueño.

Para suplementar la protección provista por los cinturones de seguridad, las bolsas de aire se inflan a velocidades de hasta 200 millas por hora para amortiguar el impacto de los adultos cuando se proyectan hacia adelante en un choque frontal. Las bolsas de aire han salvado muchas vidas y han evitado muchas lesiones. En contados casos, hay personas que han resultado lesionadas o muertas por las bolsas de aire, sobre todo porque las personas han sido contenidas (por las bolsas) de un modo inadecuado, o porque han estado demasiado cerca de la bolsa de aire cuando ésta ha comenzado a inflarse. Usted puede reducir el riesgo de la bolsa de aire si:

- Siempre coloca a un bebé en una sillita para niños de frente al asiento trasero.
- Siempre coloca a los niños, entre 1 y 12 años, en el asiento trasero y los sujeta correctamente (*Véase* la página 209).
- Siempre se abrocha su propio cinturón de seguridad y mantiene 10 pulgadas (25 cm) de separación entre el centro de la bolsa de aire y su esternón.

Desde enero de 1998, usted tiene la opción de desactivar las bolsas de aire instaladas en su vehículo si usted, o un usuario del mismo, se encuentra en algunos de los siguientes grupos de riesgos:

- *Debe* transportar niños entre 1 y 12 años de edad en el asiento delantero.
- *No puede* cambiar su posición usual de conducir para guardar la distancia de 10 pulgadas entre el centro del volante (el centro de la bolsa de aire) y el centro de su esternón.
- Padece una afección y su médico lo ha prevenido del riesgo de que la bolsa de aire se abra es mayor que el riesgo de lesiones que podría sufrir en un accidente si la bolsa de aire está desactivada.

Si usted o un usuario de su vehículo cumple estos requisitos, debe llenar una solicitud de la Administración Nacional de Seguridad de Tránsito por Carreteras (NHTSA por sus siglas en inglés), la cual se puede obtener en cualquier oficina de vehículos de motor del estado y en algunas agencias o talleres de reparación de automóviles. También puede llamar a la línea directa de la NHTSA o visitar su sitio *web* (*Véase* la página 251). Si le aprueban su solicitud, la NHTSA le enviará una carta autorizando a una agencia de automóviles o a un taller de reparación a instalarle un interruptor (para activar y desactivar la bolsa de aire) en su vehículo.

SEGURIDAD EN LOS SITIOS DE ESPARCIMIENTO

Ciclismo y patinaje de ruedas alineadas

Tanto el ciclismo como el patinaje de ruedas alineadas (rollerblading) son actividades divertidas para toda la familia que, a través de ellas, puede mejorar la salud, controlar el peso más fortalecer y tonificar los músculos. Usando precauciones y sentido común, usted puede disfrutar del ciclismo y el patinaje de ruedas alineadas sin sufrir lesiones graves.

CICLISMO

Preparación

- Siempre use un casco. Muchos estados exigen que los ciclistas usen cascos, particularmente los menores de 18

"SÚBALOS ANTES DE ABROCHARLOS"

El lema de la NHTSA es "súbalos antes de abrocharlos", es decir, use una sillita de elevación cuando su niño ya no quepa en su asiento de seguridad del niño. Los niños con menos de 80 libras (36 kg) y menos de 4 pies, 9 pulgadas (1.45 m), son demasiado pequeños para que los cinturones de seguridad basten para sujetarlos en caso de un accidente; luego una sillita de elevación debidamente ajustada proporcionará la protección adicional que necesitan.

años. Los cascos salvan vidas y lo protegerán a usted y a su familia de graves lesiones en la cabeza. Compre un casco en una tienda especializada que se le ajuste debidamente. El casco debe tener una etiqueta de la *Snell Memorial Foundation,* del Instituto Americano de Normas Nacionales (*American National Standards Institute* o ANSI por sus siglas en inglés), de la Sociedad Americana de Comprobación y Materiales, (*American Society for Testing and Materials* o ASTM por sus siglas en inglés) o de la Comisión de Seguridad de Productos del Consumidor (*Véase* las páginas 238 y 232). Escoja un casco que se le ajuste bien y que le quede cómodo. *NO* compre un casco agrietado o que no le quede debidamente ajustado.

- Elija la ropa adecuada. Debe vestirse con ropa brillante y ajustada de manera que no se enrede en ninguna parte de la bicicleta. Si es necesario, use ligas o presillas para que las piernas de los pantalones no rocen con la bicicleta.
- Ponga todas sus cosas en una mochila, o guárdelos en un portaequipajes de la bicicleta. Debe tener las manos completamente libres para manejar la bicicleta.
- Si va a una montaña (a campo traviesa), lleve artículos esenciales de primeros auxilios junto con su equipo para reparar la bicicleta.

Cuándo rodar

- Obedezca todas las reglas del tránsito y use las debidas señales con las manos.
- Evite manejar la bicicleta en medio de un embotellamiento de tránsito. Esté atento a las puertas de los autos que se abren inesperadamente o a los autos que salen de los entradas de garajes.
- Tenga un timbre u otra señal en su bicicleta para advertir de su presencia a los demás.
- Los niños no deben andar en bicicleta al anochecer o en la oscuridad. Los adultos que anden en bicicleta a esas horas deben hacerlo con cautela y usando reflectores de bicicletas (delanteros y traseros), una luz en el casco y un chaleco lumínico. Manténgase siempre en las áreas bien iluminadas.
- *NO* deje que sus niños se cuelguen de un vehículo en movimiento mientras están en una bicicleta.

- *NO* deje que otra persona viaje en los manubrios o la defensa de su bicicleta.
- *EVITE* montar en bicicleta si llueve. Trate de evadir los baches y las superficies resbaladizas.

PATINAJE DE RUEDAS ALINEADAS

- Siempre lleve un casco (*Véase* la página anterior), así como muñequeras, rodilleras y almohadillas de protección en los codos.
- Lleve ropa de colores claros que reflejen bien la luz, especialmente si patina al anochecer o temprano por la mañana.
- Los niños y los adolescentes deben limitarse a los callejones o las calles que estén bloqueadas.
- Si usted es nuevo en el patinaje de ruedas alineadas, practique primero en un estacionamiento o en una arena para bicicletas antes de aventurarse a la carretera. Aprenda a frenar rápidamente y a caerse sin lesionarse.

Excursiones y campismo

Disfrutar de ambientes al aire libre es un pasatiempo favorito de muchos estadounidenses. Las excursiones y el campismo pueden ser un modo divertido y sano para toda la familia de experimentar juntos una verdadera aventura. Haga de la seguridad una prioridad cuando esté preparando su excursión campestre y cuando esté participando en ella.

Haga sus planes con antelación

- Planee su excursión (a pie) y su viaje de campismo cuidadosamente. Escoja una senda para el paseo que resulte adecuada a su nivel de aptitud física y a la edad y energía de su niño. Tenga presente todos las provisiones que necesita mientras dure su excursión. Procure la mayor información que pueda tocante al lugar adonde va, incluido cualesquiera peligros u obstáculos.
- Comparta su plan con un amigo o pariente responsable. Dígale cuándo se propone salir y cuándo regresar. Manténgase fiel a su plan inicial. Si lo cambia, no deje de informárselo inmediatamente a la persona.

- Planee ir con otra persona. Hacer campismo o excursiones solo no es buena idea, especialmente si se presenta una situación de urgencia: necesitará algo más que sus manos.

- Aprenda a usar un mapa y una brújula. Enseñe a sus niños mayores a usarlos también.

- Identifique los lugares donde puede encontrar ayuda, tales como el teléfono público más cercano o la estación de los guardabosques. Usualmente usted puede obtener esta información cuando se inscribe en un parque o en un área de campismo.

- Llévese consigo a su excursión un botiquín de primeros auxilios bien provisto. Mientras camina, llévelo en una mochila. Además de su botiquín de primeros auxilios, necesitará algunos otros artículos esenciales (*Véase* más abajo el recuadro sobre "*Artículos esenciales para el campismo*").

- Repase la sección alfabética de este manual de primeros auxilios (*Véase* las páginas 29 a 178). Preste especial atención a la información sobre los huesos rotos, la congelación, la hipotermia, las mordidas de serpientes, las torceduras y esguinces más las picadas de ácaros. Cerciórese de llevar este libro consigo como manual de referencia.

- Planee cada comida que ha de tener durante el viaje, teniendo en mente que tendrá recursos limitados para cocinar. Siempre lleve más comida de la que piensa que necesitará. Cerciórese de empacar bien la comida: séllela y póngala en un recipiente impermeable.

- Antes de salir, consulte el informe del tiempo. Si el pronóstico no es bueno, puede ser prudente aplazar su viaje hasta que las condiciones del tiempo mejoren.

La ropa que debe llevar

- Empaque bastante ropa abrigada y vístase por capas, de manera que se pueda quitar alguna ropa si siente demasiado calor.

- Cubra la mayor cantidad de piel que pueda para ayudar a prevenir las picaduras de ácaros y otros insectos, así como rasguños y exposición a plantas irritantes o venenosas.

- No se olvide de llevar sombreros y equipos para la lluvia. Si hace frío, lleve mitones o guantes abrigados y bufandas.

- Póngase botas adecuadas para excursiones a pie que le queden bien y cuyo interior usted lo tenga bien domado. No descuide llevar calcetines (medias) gruesos para una buena protección de los pies.

Consejos sobre el campismo

- Levante su tienda en un área limpia y seca a nivel del suelo. Tenga en cuenta por dónde correrá el agua si llueve.

- Siempre mantenga la tienda cerrada para que no entren insectos. Antes de acostarse, revise su tienda con una linterna por si hubiera entrado cualquier insecto u otro animal pequeño.

- Haga su fogata en un terreno despejado, rocoso, o en alguna otra área a salvo de incendios. Cerciórese de que el fuego esté lejos de cualquier objeto inflamable, tales como su tienda, los árboles o la hierba seca. Vigile a sus niños en torno a la fogata y cerciórese de que esté completamente extinguida antes de ir a dormirse.

Consejos sobre la excursión a pie

- Trate de mantenerse lejos de las hierbas altas y de los bosques densos para evitar las picaduras de ácaros y de otras criaturas que muerden.

ARTÍCULOS ESENCIALES PARA EL CAMPISMO

- Un buen suministro de los medicamentos que toma por receta (si éste es el caso) y un botiquín de primeros auxilios (*Véase "Botiquín de primeros auxilios"* en la página 2)
- Agujas de coser (para sacar astillas)
- Un par de lentes adicionales (si usted usa lentes)
- Lentes de sol y filtro solar contra los rayos UV del sol
- Repelente de insectos
- Tabletas o un aparato para purificar agua

- Cortaplumas
- Fósforos a prueba de agua y velas
- Sábana de *shock*
- Luces de bengala, un pito
- Equipo de comunicación, tal como un teléfono celular, una radio VHF, un localizador geográfico (GPS) o intercomunidacores (*walkie-talkies*).
- Brújula y mapa
- Abundante agua potable

- Beba mucha agua para prevenir la deshidratación. Deténgase para meriendas y comidas regulares.

- Recuérdele a su niño que se mantenga alejado de todas las plantas y de las bayas silvestres.

- Si está haciendo su excursión en invierno, vigile los signos y síntomas de la congelación (Véase la página 58) o de la hipotermia (Véase la página 105).

- Cerciórese de que deje suficiente tiempo de día para plantar su campamento o para regresar a él.

- Para evitar los ataques de osos y otros animales, preste atención a los avisos. Indague sobre los hábitats de los animales locales, sus fuentes de alimento y sus señales. Un guardabosques puede ser un buen con guía respecto a si hay animales que evitar en el área —entre ellos osos— y cómo hacerlo.

- *EVITE* caminar demasiado cerca del borde de los precipicios, de las piedras sueltas o de las superficies resbaladizas.

Seguridad en el agua y en las embarcaciones

El agua ejerce una poderosa atracción en muchas personas, particularmente cuando el tiempo es templado y apacible. ¿Qué podría ser más divertido que irse a la playa con los chicos o subirse a una canoa para dar un paseo alrededor del lago? Pero antes de que usted y su familia se lancen al agua, asegúrese de que conozca las normas básicas de la seguridad en el agua y las embarcaciones y de qué está dispuesto a obedecerlas.

NORMAS DE SEGURIDAD PARA LOS NIÑOS

- *NO* deje solos a sus hijos pequeños cerca del agua (Para más información sobre la seguridad en la piscina, *Véase "Seguridad en torno a la casa y en el jardín,"* en la página 200).

- Matricule a su niño en clases de natación a una edad temprana. Con lecciones, él estará mejor preparado para manejar con seguridad todo tipo de situaciones en el agua y en embarcaciones.

- Todos los niños deben llevar un equipo personal de flotación (EPF o PFD por sus siglas en inglés) cuando se encuentran en los muelles, en botes o nadando con cámaras infladas.
- *NO* confíe en equipos flotantes tales como balsas para mantener a sus hijos a salvo en el agua. Siempre debe usarse un EPF.
- *NO* deje solo a un niño cerca de una masa de agua congelada.

SEGURIDAD PARA ADOLESCENTES Y ADULTOS
- Nadie, ni siquiera los adultos, debe nadar solo.
- Los adultos y los adolescentes deben usar EFF cuando están en botes o nadando con cámaras neumáticas.
- Si usted conduce un bote, manténgase bien lejos de las áreas reservadas para nadar.
- Si está remolcando a un esquiador acuático o a alguien en una cámara neumática u otro aparato, designe a una persona para que lo vigile todo el tiempo.

PARA MÁS INFORMACIÓN

Algunas organizaciones, tales como el Instituto de Seguridad de los Cascos para Bicicletas y la Asociación Internacional de Patinaje Alineado, ofrecen información sobre seguridad y otros aspectos del ciclismo y el patinaje. *Véase* la página 238.

CÓMO SOBREVIVIR EN EL AGUA FRÍA

- Para los signos y síntomas de la hipotermia y cómo tratarla, *Véase "Hipotermia"* en la página 105.
- Sujétese de algún objeto flotante grande (si hay alguno cerca) de modo que usted pueda lograr sacar del agua tanto cuerpo como sea posible.
- Si usted debe permanecer en el agua, use la posición que disminuye el escape de calor (HELP por sus siglas en inglés): llévese las rodillas al pecho y cruce los brazos frente a usted. Manténgase tan quieto como pueda. Conserve la cabeza y la cara fuera del agua fría.
- Si otros están en el agua con usted, pónganse todos juntos para calentarse.
- *NO* nade a menos que un bote u otra persona, o un objeto flotante, resulte fácil de alcanzar. Nadar disminuirá la temperatura de su cuerpo todavía más.

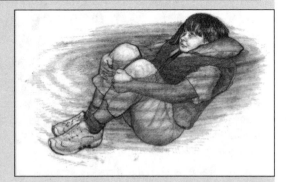

La posición de HELP

PARA MÁS INFORMACIÓN

Hay varios cibersitios dedicados a excursiones (a pie) y campismo. Para más detalles, véase la página 239.

- Aprenda a practicar la RCP (*Véase* la página 13). Idealmente, usted debe tomar un curso de adiestramiento práctico.
- Instale guardapropelas en todos los botes de motor.
- *NO* beba alcohol ni tome medicamentos o drogas si va a nadar o a conducir un bote.

NORMAS GENERALES DE SEGURIDAD

- Cerciórese de que todo el mundo sigue las instrucciones y reglas del salvavidas.
- Si alguien está en problemas en el agua, lleve a cabo una operación de salvamento en el agua (*Véase "Ahogamiento"* en la página 33).
- *EVITE* caerse en agua fría, puesto que el agua de menos de 70°F (21,9°C) lo pondrá en riesgo de hipotermia (temperatura del cuerpo por debajo de lo normal). Si la temperatura de su cuerpo desciende demasiado, usted puede perder la consciencia y ahogarse. Es vital aprender a sobrevivir si se cae en agua fría (*Véase* recuadro en las página 219).
- *NO* bucee en un lago, arroyo u otra extensión de agua que le sea desconocida.

CÓMO PREVENIR EL MAL DE ALTURA (MAL DE LA MONTAÑA)

Si usted está caminando por terreno montañoso, prepárese para los reducidos niveles de oxígeno que ocurren a ciertas altitudes. En algunas personas, la reducción de los niveles de oxígeno puede provocarles mal de altura. Es imposible predecir quién puede padecer de esta afección. Afortunadamente, hay pasos que usted puede dar para ayudar a prevenir o reducir los síntomas del mal de altura.

- Comience su ascenso a un nivel por debajo de los 9.000 pies. Descanse en esa altitud durante un día, de manera que su cuerpo llegue a acostumbrarse (o a aclimatarse) a las condiciones.
- Ascienda lentamente: no más de 3.000 pies por día.

Deténgase y respire siempre que se sienta cansado o falto de aire.
- Duerma siempre en altitudes más bajas por la noche. Si usted está por encima de los 11.000 pies durante el día, descienda a 9.000 pies o aún más abajo para dormir.
- Pregúntele a su médico sobre la administración de la acetazolamida (*Diamox*) y la dexametasona (*Decadron*) que pueden prevenir o disminuir los síntomas del mal de altura.
- NO beba alcohol ni fume cigarrillos.

Para los signos y los síntomas del mal de altura y los modos de tratarlo, *Véase* la página 125.

CÓMO ESCOGER Y USAR UN EQUIPO PERSONAL DE FLOTACIÓN

- Siempre compre un equipo personal de flotación (EPF por sus siglas en inglés) aprobado por el Servicio de Guardacostas de los EE.UU. Hay diferentes tipos de EPF para diferentes actividades. Cerciórese de elegir justo el que usted necesita para sus necesidades.

- Si compra un EPF para usted, pruébeselo enseguida para ver si le queda cómodo. Es buena idea probarlo también. Puede hacer esto en una extensión de agua poco profunda relajando el cuerpo y descolgando la cabeza hacia atrás. El EPF debe mantenerle la barbilla por encima del agua para que pueda respirar libremente.

- Cerciórese de comprarle a su hijo un EPF que le quede bien. Póngaselo al niño y levántelo por los hombros. Le quedará bien si el EPF no se sale más allá de su mentón o las orejas.

- Amarre todas las correas, cierre todas las cremalleras y anude todos los lazos. Dóblele cualquier extremo suelto para que no pueda trabarse con nada.

- Cuando al palpar su EPF lo siente rígido y no rebota cuando usted lo toca, es hora de buscarse uno nuevo.

- Ocúpese de mantener su EPF en buenas condiciones.
  - Evite aplastar su EPF con objetos pesados o sentándose o arrodillándose encima.
  - Después de usarlo deje que su EPF se seque completamente antes de guardarlo. *NO* use una fuente directa de calor, tal como un calentador, para secarlo.
  - Guarde su EPF en un lugar seco y bien ventilado.
  - Póngale su nombre al EPF de manera que sólo usted lo use. De este modo, usted sabrá que su EPF siempre estará listo y en buenas condiciones.

Esté a salvo cuando pesque

Para muchas personas, pescar es una actividad apaciguadora, un modo de olvidarse de todo. Sin embargo, hay algunas medidas que es necesario tener presente para hacer que su expedición de pesca resulte segura.

- Dígale a un amigo o pariente acerca de sus planes de salir a pescar y cuándo se propone regresar.

- Empaque ropa abrigada adicional, equipo para protegerse de la lluvia y un sombrero. Vístase con varias capas. Lleve también protector solar y repelente de insectos.

- Use un EPF cuando esté en el bote. Cerciórese de que todo el mundo también lo lleve.

- Manténgase al tanto del pronóstico del tiempo. Si se acerca una tormenta, regrese inmediatamente a la costa. Si no hay tiempo, manténgase en el bote, aunque se vuelque. La mayoría de los botes pequeños pueden enderezarse. Si esto no es posible, súbase sobre el fondo del bote que sobresale en el agua y manténgase sujeto ahí. *NO*

LESIONES CON ANZUELOS

Sea especialmente cuidadoso con el manejo de los anzuelos de pescar, ya que pueden perforar fácilmente la piel. *Véase* la página 137 para saber cómo tratar una lesión causada por un anzuelo.

intente nadar hasta la costa si el bote se vuelca (*Véase "Cómo sobrevivir en el agua fría",* en la página 219).

- Si está lanzando el cordel para pescar, cuídese de no acercarse demasiado a otras personas. Cerciórese de que esté firmemente plantado. Si la corriente es demasiado fuerte para conservar el equilibrio, trasládese a otra área.
- Lleve consigo un botiquín de primeros auxilios (*Véase "Botiquín de primeros auxilios",* en la página 2).
- *NO* beba alcohol mientras pesca.

LESIONES DEPORTIVAS

Los deportes constituyen una medida extraordinaria para que usted y su familia realicen actividades juntos. Usted puede divertirse y mantenerse en forma, todo al mismo tiempo. Pero tenga presente que pueden producirse lesiones. La buena noticia es que la mayoría de las lesiones deportivas pueden prevenirse valiéndose del sentido común y tomando las debidas precauciones, siempre que usted y su familia estén activos.

Antes de jugar

- Póngase en forma antes de comenzar su deporte. Eleve su nivel de preparación gradualmente poniéndose metas razonables: no aumente el tiempo de sus ejercicios en más de un 10 por ciento a la semana. Siga un programa de ejercicios que incluya entrenamiento de flexibilidad y entrenamiento cardiovascular. Hasta los niños de siete años en adelante pueden participar en un entrenamiento moderado de fuerza, bajo supervisión de un adulto. Músculos firmes significan menos lesiones.
- Use la ropa apropiada. Lo más importante es unos zapatos bien hechos que los sostengan bien y que sean adecuados para la superficie sobre la que está jugando. La ropa debe adecuarse al deporte y al tiempo.
- Compre y siempre use equipo de protección. Según el deporte, usted puede necesitar un casco, protectores oculares, almohadillas o un protector bucal (*Véase "Los protectores bucales y oculares tienen sentido" en la página 224*). Cerciórese de que este equipo se ajuste de manera adecuada y resulte cómodo.

PARA MÁS INFORMACIÓN

Algunas organizaciones de profesionales de la medicina, tales como la Academia Americana de Cirujanos Ortopédicos, puede ofrecer información *sobre lesiones deportivas.* (*Véase* la página 236)

- Siempre use un equipo deportivo de buena calidad y que se encuentre en buenas condiciones.

- Aprenda las destrezas necesarias de su deporte, preferiblemente de un entrenador profesional. La técnica inadecuada puede conducir a una lesión.

- Inspeccione el área en que usted o su niño van a jugar. Cerciórese de que este libre de basuras, botellas y otros objetos peligrosos. Haga que arreglen los agujeros, montículos y otras superficies desiguales que pueda tener.

- Cerciórese de que el entrenador de su niño pueda reconocer lesiones y de que tiene un plan para manejar lesiones y urgencias, incluyendo un botiquín de primeros auxilios bien provisto (*Véase* también "*Conozca el puntaje de la conmoción*" en la página 225).

- Siempre caliente el cuerpo antes de jugar. Un ejercicio de calentamiento incluye una caminata rápida de 5 minutos, seguido por ejercicios de tensión ligeros y suaves. Evite movimientos de rebote mientras se estira.

Cuando juegue

- Siempre beba mucho líquido cuando esté activo.

- Evite ejercicio y actividad agotadoras en días calientes y húmedos. Manténgase atento al pronóstico del tiempo (véase debajo).

- Si camina o corre por la noche fuera de su casa, vaya con otra persona, use una ropa lumínica, y manténgase en áreas bien iluminadas.

- Trate todas las lesiones deportivas enseguida. (*Véase* "*Torceduras y esguinces*" en la página 173, "*Dislocaciones*" en la página 75 y "*Fractura de huesos*" en la página 93).

- Siempre haga un enfriamiento al terminar su actividad con un ejercicio de tensión lento y moderado y camine despaciosamente alrededor de la manzana.

- *NO* deje que su niño se ejercite fuera después que anochezca.

- *NO* se ejercite con dolor. Preste atención a su cuerpo. Si usted siente dolor, deténgase inmediatamente y busque asistencia médica.

- *NO* se entrene en exceso. Los signos del entrenamiento excesivo incluyen irritabilidad, problemas de sueño y pérdida de peso. Si advierte estos signos, tómese un receso de su rutina regular de ejercicios para descansar y recuperarse.
- *NO* se ejercite solamente los fines de semana. Treinta minutos de ejercicio moderado al día es mucho más saludable que un fin de semana repleto de actividad.

SEGURIDAD EN EL CENTRO DE TRABAJO

Puesto que la mayoría de nosotros pasa una buena parte del día en el centro de trabajo, el cerciorarse de que es un lugar seguro es algo razonable. Existen muchas normas para el centro de trabajo que usted y sus compañeros pueden seguir, entre ellas:

- Use los equipos de protección y seguridad como corresponde.

LOS PROTECTORES BUCALES Y OCULARES TIENEN SENTIDO

Los protectores bucales y oculares son herramientas importantes de su equipo para prevenir lesiones deportivas y pueden evitar muchas lesiones faciales, oculares y dentales.

PROTECTORES OCULARES
- Los guardalentes o protectores oculares deben usarse para todos los deportes de raqueta, así como para el béisbol y el hockey sobre hielo.
- Elija la protección ocular hecha de policarbonato y cerciórese de que cumple con las normas de impacto de la ASTM.
- Recuerde que los lentes de prescripción regular y los lentes de contacto no protegen contra las lesiones en los ojos que se derivan de los deportes.

PROTECTORES BUCALES
Hay tres clases de protectores bucales:

- *Hechos a la medida:* diseñados por el dentista a partir de un molde tomado de su dentadura.
- *Formados en la boca:* hecho también por su dentista que le configura un molde de protección suave a sus dientes y luego deja que se endurezca.
- *Hechos en serie:* prefabricados de goma y polivinilo se encuentran en la mayoría de las tiendas que venden artículos deportivos.

Los protectores hechos a la medida son los más caros, pero ofrecen la mejor protección, especialmente si usted tiene frenos o algún puente. No use removibles dentales o dentaduras postizas cuando practique algún deporte.

- Aprenda a practicar la RCP (*Véase* la página 13) y a usar un desfibrilador externo automático (*Véase* la página 23)
- Cumpla con las normas de seguridad del trabajo, tales como el manejo adecuado de productos químicos y de productos sanguíneos.
- Sepa qué hacer en caso de un incendio o una urgencia y dónde encontrar los extinguidores de incendio, los botiquines de primeros auxilios y, de existir, la sala o centro de socorros o primeros auxilios.

EL TIEMPO INCLEMENTE

Inundaciones, tornados, huracanes y terremotos son ejemplos de la inclemencia de la naturaleza en Estados Unidos. Si bien usted no puede controlar a la Madre Naturaleza, sí puede prepararse para algunos de los fenómenos naturales más violentos que puedan salirle al paso y enfrentarlos sin estar en peligro.

Cómo prepararse para el tiempo inclemente

- Esté atento a las observaciones, advertencias o avisos de tormenta. Siempre obedezca las órdenes de evacuación.

CONOZCA EL PUNTAJE DE LA CONMOCIÓN

Todos los que tienen que ver con atletas, especialmente los entrenadores y los padres, deben estar familiarizados con las Normas de la Academia Americana de Neurología sobre el tratamiento de la conmoción en los deportes. Estas normas pueden ayudarle a evaluar adecuadamente las lesiones en la cabeza de un jugador y decidir si es seguro devolverle al juego. Para obtener un ejemplar, llame a la *American Academy of Neurology* al 1-651-695-1940 o vaya al www.guideline.gov (*Véase* también la página 241).

MANTÉNGASE AL TANTO DEL TIEMPO CUANDO JUEGA

SI CALIENTA

- Beba más líquido de lo que usted piense que es necesario, tanto durante la actividad como después. Beba incluso si no está sediento. El agua sola suele ser lo mejor, aunque las bebidas deportivas vienen bien cuando uno participa en ejercicios agotadores que duran más de una hora.
- No se olvide de aplicarse un filtro solar y de usar un sombrero.
- Si comienza a sentirse sofocado, deje de ejercitarse inmediatamente, salga del sol, derrámese agua fría

en la cabeza, y beba mucho líquido. Advierta los signos de la postración de calor (*Véase* la página 146) y de la insolación (*Véase* la página 109) y cómo tratar estos problemas.
- Las tabletas de sal no se recomiendan y pueden causar problemas si se toman.

SI ENFRÍA

- Póngase capas de ropa adicionales y manténgase en movimiento. Los músculos fríos son más propensos a lesionarse.

- Compruebe que está bien provisto de alimentos y agua embotellada para 72 horas.
- Verifique el funcionamiento de sus linternas, baterías y extinguidores de incendio.
- Asegure todas las antenas, los discos de satélites y otros objetos exteriores.
- Entre todos los muebles que se encuentran afuera y cierre la tubería del gas.
- Pode los árboles que estén demasiado cerca de los cables eléctricos. Haga que le revisen y le preparen el techo.
- Cerciórese de que su auto esté funcionando bien y que tenga lleno el tanque de gasolina.
- Revise los mapas y las rutas de evacuación, y confirme que tiene su botiquín de primeros auxilios bien provisto.
- Compre una radio a pilas.
- Aprovisiónese de los medicamentos esenciales.

En caso de que se vea obligado a salir de su casa, tenga listo también
- Ropas y zapatos abrigados y guantes para toda la familia.
- Fuentes de luz alternativa, tales como velas y fósforos a prueba de agua.
- Mantas, tiendas y sacos de dormir
- Una caja de herramientas
- Copias de documentos esenciales y dinero en efectivo, incluidas monedas para teléfonos públicos; además su teléfono celular completamente cargado, si tiene uno.

Cuando azota el mal tiempo

INUNDACIONES
- Si su auto se atasca, salga inmediatamente y camine hasta un lugar más alto.
- Muéstrese más cauteloso de noche, cuando las aguas de una inundación son más difíciles de ver.
- El agua de una inundación está mezclada con aguas de albañal y con basura. *NO* coma alimentos expuestos a las aguas de una inundación, y no beba agua de una inundación a menos que usted la trate antes con tabletas de puri-

ficación, filtros o purificadores mecánicos. Extraiga agua de pozo y examínela antes de beberla.

- Use pantalones y mangas largas para evitar cortaduras de los escombros en el agua.

- *NO* intente caminar o conducir a través de las aguas de una inundación. Desvíese y, si es posible, busque un terreno más alto.

TORNADOS Y HURACANES

- Si está en su casa, váyase al sótano o a un refugio de huracanes. De otro modo, métase en el baño, en un armario o en el interior de un dormitorio, lejos de las paredes exteriores, y protéjase debajo de una mesa firme o de cualquier otro mueble pesado. Sostenga la mesa con una mano y protéjase la cabeza con la otra. Muévase con la mesa si fuere necesario.

- Quédese ahí hasta que pase la tormenta.

- Si se encuentra en una casa móvil, un *trailer*, o un auto durante un huracán, diríjase tierra adentro y evite las áreas bajas.

- Si se encuentra en una casa móvil, un *trailer*, o un auto cuando azota un tornado, salga y encuentre el terreno más bajo que pueda, como un foso o cualquier otra depresión. Tírese a la larga en el suelo con los brazos en la cabeza.

TERREMOTOS

- Escóndase debajo de una mesa firme o de cualquier otro mueble pesado. Sostenga la mesa con una mano y protéjase la cabeza con la otra. Muévase con la mesa si es necesario.

- Si no hay ninguna mesa ni ningún otro mueble aparente, siéntese en el suelo recostado a una pared interior bien lejos de las ventanas o de los muebles altos. Mantenga esta posición hasta que la sacudida se detenga.

- Si se encuentra afuera, manténgase alejado de los árboles, los edificios o los cables eléctricos caídos.

- Si está conduciendo, diríjase hacia la orilla del camino, bien lejos de los pasos a nivel, los cables eléctricos o los edificios altos.

PARA MÁS INFORMACIÓN

El cibersitio del Servicio Nacional de Meteorología es una buena fuente de información sobre el tiempo y consejos sobre seguridad en caso de desastres naturales. *Véase* la página 243.

- Prepárese para otras sacudidas.
- *NO* corra hacia fuera ni use las escaleras ni los ascensores.

TORMENTA DE NIEVE

- Si se encuentra en casa, quédese hasta que pase la tormenta.
- Si una tormenta de nieve lo atrapa en su auto y no puede conducir, quédese en el auto, a menos que esté muy cerca de una casa o de algún otro edificio. Si tiene un teléfono celular, pida socorro. Encienda el motor periódicamente para mantener el auto tibio, pero no se olvide de dejar la ventana ligeramente abierta para que se escapen los humos venenosos. Deje sus luces de urgencia encendidas para hacerle saber a otros que usted está allí. Mueva los brazos y las piernas de vez en cuando para ayudarle a mantenerse despierto y tibio.

TEMPESTAD ELÉCTRICA

- Si se encuentra dentro, quédese ahí. Desconecte su computadora, la TV y el VCR y mantenga apagado el teléfono. *EVITE* las fuentes de agua, tales como la ducha, las llaves o el fregadero. Aléjese de la chimenea de las ventanas y de las puertas abiertas.
- Si está caminando afuera y no se encuentra cerca de un edificio ni de su auto, manténgase a baja altura y protéjase debajo de un grupo de árboles *pequeños*. Si está en campo abierto, arrodíllese o agáchese. *NO* se tire a lo largo en el suelo. Si está con otras personas, no se agrupen, dispérsense. Aléjese de todos los árboles altos, de las colinas, de los cambios abiertos, de las piscinas o de otras extensiones de agua, y de objetos metálicos tales como paraguas, palos de golf, varas de pescar, mástiles de embarcaciones y postes de teléfono.
- Si se encuentra en un bote o en el agua, diríjase inmediatamente a la costa.
- Su auto (en tanto sea de techo duro) es un lugar a salvo para estar. Sin embargo, si la visibilidad es pobre, pare hasta que pase la tormenta.

Cuando el tiempo inclemente haya pasado

- Apaque el suministro de gas en el contador si siente olor a gas.
- Revise todas las lesiones que pudieron ocurrir o preste primeros auxilios.
- Ayude a otros, especialmente a los niños, los ancianos, los discapacitados o los lesionados.
- Esté atento a las instrucciones de la radio.
- *NO* use el teléfono a menos que haya una urgencia de vida o muerte, a fin de evitar que los sistemas telefónicos se sobrecarguen.

SABÍA USTED QUE...

Al podar regularmente los árboles que están cerca de los cables de la electricidad, usted puede reducir el riesgo de un apagón durante una tormenta.

RECURSOS

CURSOS DE PRIMEROS AUXILIOS

Atención Cardiovascular de Urgencia • Centro Nacional de la Asociación Estadounidense del Corazón (AHA)
Emergency Cardiovascular Care • American Heart Association (AHA) National Center
7272 Greenville Avenue
Dallas, TX 75231
USA
Teléfono: 1-800-AHA-USA1 (1-800-242-8721)
Sitio *web*: www.proed.net/ecc

Este cibersitio contiene información básica acerca de la atención cardiovascular de urgencia, tales como la RCP y el uso de los desfibriladores externos automáticos, así como los lugares donde se imparten clases de urgencias cardíacas y dónde están localizadas las sucursales de la AHA.

Consejo de Seguridad Nacional
National Safety Council
1121 Spring Lake Road
Itasca, IL 60143
USA
Teléfono: 1-603-285-1121 ó 1-800-621-7619 (para los capítulos del Consejo y sus agencias)
Sitio *web*: www.nsc.org

El Consejo de Seguridad Nacional ofrece cursos de primeros auxilios y RCP.

Oficina de Información Pública de la Cruz Roja Estadounidense
American Red Cross Public Inquiry Office
431 18th Street, NW
Washington, DC 20006
USA
Teléfono: 1-202-639-3520
Sitio *web*: www.redcross.org

NOTAS
FECHA DE CONTACTO
PERSONA CONTACTADA

La Cruz Roja Estadounidense ofrece adiestramiento de primeros auxilios, programas comunitarios, cursos para niños, adultos, personal capacitado para responder a urgencias e instructores. También ofrece primeros auxilios a animales domésticos. Para información sobre los cursos y programas, comuníquese con su capítulo local de la Cruz Roja.

PARA INFORMACIÓN GENERAL

Comisión Estadounidense de Seguridad de Productos para el Consumidor
US Consumer Products Safety Commision (CPSC)
Washington, DC 20207
USA
Línea especial para el consumidor: 1-800-638-2772
Teléfono: 1-301-504-0990
Teletipo (TTD): 1-800-638-8270
Sitio *web*: www.cpsc.gov

La CPSC ofrece una amplia gama de información sobre temas de seguridad tales como el envenenamiento con monóxido de carbono, incendios y quemaduras, barreras de contención en piscinas caseras, asientos de seguridad para niños pasajeros en automóviles, devolución de productos defectuosos y mucho más.

Oficina Nacional de la Academia Estadounidense de Pediatría
American Academy of Pediatrics (AAP) National Headquarters
141 Northwest Point Boulevard
Elk Grove Village, IL 60007
USA
Teléfono: 1-847-434-4000
Sitio *web*: www.aap.org

La AAP ofrece información integral a padres con hijos de hasta 21 años de edad. Los temas que se abordan son seguridad en los automóviles, inmunización, prevención de accidentes, abuso infantil, seguridad en actividades acuáticas, difteria y mucho más.

INSTITUCIONES Y CENTROS DE INFORMACIÓN ESPECIALIZADOS

ABUSO DE DROGAS Y ALCOHOL
Alcohólicos Anónimos
Alcoholics Anonymous (AA)
PO BOX 459
Grand Central Station
New York, NY 10163
USA
Teléfono: 1-212-870-3400, o busque en la guía telefónica su oficina local.
Sitio *web*: www.alcoholics-anonymous.org

AA es una agrupación que ayuda a sus miembros a dejar el hábito del consumo de bebidas alcohólicas y a conservar la sobriedad. Información sobre AA y cómo participar de este proyecto se puede encontrar en el cibersitio que incluimos anteriormente o llamando a su capítulo local.

Centro de Información Nacional sobre el Consumo de Bebidas Alcohólicas y Drogas
National Clearinghouse for Alcohol and Drug Information
PO BOX 2345
Rockville, MD 20847
Teléfono: 1-800-729-6686
En español: 1-800-767-8432
Teletipo (TTD): 1-800-487-4889
Teléfono para llamadas locales: (1-301) 468-2600
Sitio *web*: www.health.org

Aquí usted puede obtener respuestas a sus preguntas acerca del consumo de bebidas alcohólicas, tabaco y drogas.

Centro para el Tratamiento del Abuso de Sustancias • Administración de Abuso de Sustancias y Salud Mental
Center for Substance Abuse Treatment • Substance Abuse and Mental Health Services Administration
5600 Fishers Lane

Rockville, MD 20857
USA
Teléfono: 1-800-662-HELP (1-800-662-4357)
En español: 1-800-662-9832
Teletipo (TTD): 1-800-228-0427
Sitio *web*: www.samhsa.gov/csat/csat.htm

El Centro para el Tratamiento del Abuso de Sustancias es un servicio de referencia y guía nacional de programas para la prevención y el tratamiento del alcoholismo y el consumo de drogas.

Instituto Nacional para el Abuso de Bebidas Alcohólicas y Alcoholismo • Instituto Nacional de Salud
National Institute on Alcohol Abuse and Alcoholism (NIAAA) •
National Institute of Health (NIH)
600 Executive Boulevard
Willco Building
Bethesda, MD 20892
USA
Teléfono: 1-301-496-4000
Sitio *web*: www.niaaa.nih.gov

A través de la NIAAA usted puede encontrar detalles acerca de estudios realizados sobre las causas, consecuencias, tratamientos y prevención del alcoholismo y problemas relacionados con el abuso de bebidas alcohólicas. En su cibersitio se incluye una sección de *FAQ* (preguntas que se hacen con mayor frecuencia) sobre el abuso de drogas y alcohol.

Oficinas Centrales de Asociación de la Familia Al-Anon/Alateen
Family Group Headquarters Al-Anon/Alateen
1600 Corporate Landing Parkway
Virginia Beach, VA 23454
USA
Teléfono: 1-888-425-2666
Sitio *web*: www.al-anon.org

Al-Anon/Alateen es una organización mundial que ofrece un programa de esfuerzo propio y recuperación con familiares y amigos de alcohólicos, aunque el alcohólico mismo no busque ayuda o no tenga noción de su adicción. Usted puede hacer una cita llamando al número gratuito o a través de su directorio por estado que aparece en la red cibernética.

ABUSO INFANTIL
Oficina Nacional de Ayuda Infantil de los Estados Unidos
Childhelp USA National Headquarters
1575 North 78th Street
Scottsdale, AZ 85260
USA
Teléfono: 1-480-922-8212
Línea Caliente: 1-800-4-A-CHILD (1-800-422-4453)
Teletipo (TTD): 1-800-2-A-CHILD (1-800-222-4453)
Sitio *web*: www.childhelpusa.org

Ayuda Infantil EUA tiene una línea telefónica gratuita disponible las 24 horas para todo aquel que quiera reportar casos de abuso infantil, asuntos de atención de padres a hijos, adultos sobrevivientes de abuso o casos de violencia doméstica. A través de la línea de urgencia le responderá un personal entrenado para proporcionarle consejería, información y servicios de remisión.

Oficina Nacional de Padres Anónimos
Parents Anonymous National Office
675 West Foothill Boulevard, Suite 220
Claremont, CA 91711
USA
Teléfono: 1-909-621-6184
Sitio *web*: www.parentsanonymous-natl.org

Padres Anónimos es un sistema nacional de agrupaciones comunitarias que ayuda a los padres a aprender nuevas técnicas y destrezas y a cambiar su conducta, actitudes y acciones. Para recibir información acerca del calendario de actividades y de una línea de urgencia permanente en su estado que brinde ayuda inmediata a padres que lo necesitan, diríjase a la organización nacional en las señas que aparecen arriba.

NOTAS
FECHA DE CONTACTO
PERSONA CONTACTADA

Servicio Nacional de Información, Ayuda y Referencia sobre el Síndrome del Bebé Sacudido Violentamente
National Information, Support, and Referal Service on Shaken Baby Syndrome
Sitio *web*: www.capcenter.org

En este cibersitio hay una sección de preguntas frecuentes (*FAQ*) e información de datos estadísticos sobre el síndrome del bebé sacudido violentamente y cómo prevenirlo.

ACCIDENTES EN LA PRÁCTICA DE DEPORTES
Academia Estadounidense de Cirujanos Ortopédicos
American Academy of Orthopaedics Surgeons
6300 North River Road
Rosemont, IL 60018
USA
Teléfonos: 1-800-346-AAOS (1-800-346-2267) ó 1-847-823-7186
Sitio *web*: www.aaos.org

Los folletos para la instrucción del paciente les informan acerca de la prevención y el tratamiento de toda una gama de lesiones que ocurren durante la práctica de deportes, entre ellas algunas relacionadas con deportes específicos.

Academia Estadounidense de Neurología
American Academy of Neurology
1080 Montreal Avenue
Saint Paul, MN 55116
USA
Teléfono: 1-651-695-1940
Sitio *web*: www.aan.com

Usted puede obtener información esencial de cómo tratar conmociones producidas en la práctica de deportes dirigiéndose a esta organización, o visitando The National Guideline Clearinghouse en la Internet en www.guideline.gov.

Asociación Médica Estadounidense • Sagacidad Sanitaria para la Prevención de Lesiones en los Deportes Infantiles

American Medical Association Health Insight • *Preventing Children Sports Injuries*
Sitio *web*: www.ama/assn.org/insight/h_focus/nemours/safety/sportinj.htm

Esta fuente de información cibernética revisa las causas, el tratamiento y la prevención de accidentes de los niños en el deporte.

ALERGIA Y ASMA

Academia Estadounidense de Alergia, Asma e Inmunología
American Academy of Allergy, Asthma and Inmunology
611 East Wells Street
Milwaukee, WI 53202
USA
Teléfono: 1-800-822-2762
Sitio *web*: www.aaaai.org

Tanto en este cibersitio como al llamar a los números telefónicos que aparecen listados arriba, usted puede obtener una amplia gama de materiales para instrucción del paciente sobre alergia y asma. También se le ofrecen los nombres de especialistas en asma y alergistas de su área, a través de su Directorio Médico de Referencia.

Alergia, Asma e Inmunología en la Red Cibernética
http://allergy.mcg.edu

Este cibersitio es la fuente de información y noticias en línea sobre alergia y asma del Colegio Estadounidense de Alergia, Asma e Inmunología (ACAAI). También cuenta con un rastreador de especialistas en alergia.

Red de Asma y Alergia • Madres de Asmáticos
Asthma and Allergy Network • Mothers of Asthmatics
2751 Prosperity Avenue, Suite 150
Fairfax, VA 22031
USA
Teléfono: 1-800-878-4403 ó 1-703-641-9595
Sitio *web*: www.aanma.org

NOTAS
FECHA DE CONTACTO
PERSONA CONTACTADA

NOTAS
FECHA DE CONTACTO
PERSONA CONTACTADA

Este centro de información ofrece noticias, consejos y publicaciones sobre asma y alergia. En este cibersitio usted encontrará una lista de médicos (por nombre o lugar) que son miembros de este sistema, así como detalles sobre el alcance de estos servicios en comunidades a través del país.

APOPLEJÍA

Véase "Apoplejía" en la página 46.

BICICLETAS Y PATINES LINEALES

Asociación Internacional de Patines Lineales
International Inline Skating Association (IISA)
105 South 7th Street
Wilmington, NC 28401
USA
Teléfono: 1-910-762-7004
Sitio *web*: www.iisa.org

La IISA ofrece información en la red cibernética para aprender a patinar, reglas de tránsito, beneficios de salud y datos sobre seguridad. Aquí también usted puede encontrar un instructor diplomado cerca de usted.

Fundación Snell
Snell Memorial Foundation
3628 Madison Avenue, Suite 11
North Highlands, CA 95660
USA
Teléfono: 1-916-331-5073
Sitio *web*: www.smf.org

La Fundación Snell establece, mantiene y mejora las normas de los cascos, y también los pone a prueba en centros especializados. Usted puede obtener listas de productos aprobados, normas sobre los cascos, folletos con información, vídeos, calcomanías, broches y otros tipos de información pública llamando a Snell o visitando su cibersitio.

Sociedad Estadounidense de Comprobación y Materiales
American Society for Testing and Materials (ASTM)
100 Barr Harbor Drive

West Conshohocken, PA 19428
USA
Teléfono: 1-601-832-9585
Sitio *web*: www.astm.org

A través de la ASTM usted puede solicitar las normas sobre equipos de protección para la cabeza, cascos para bicicletas de montaña, cascos para bebés y niños pequeños, sillitas de paseo, así como especificaciones de seguridad sobre las bicicletas estacionarias de ejercicios.

Instituto de Seguridad de Cascos de Ciclismo
Bicycle Helmet Safety Institute
4611 Seventh Avenue South
Arlington, VA 22204
USA
Teléfono: 1-703-486-0100
Sitio *web*: www.bhsi.org

El Instituto de Seguridad de Cascos de Ciclismo brinda información útil en la red cibernética que incluye una guía del consumidor para los cascos de ciclismo, normas de protección, estadísticas sobre cascos y accidentes y regulaciones legales sobre el uso de cascos.

BRAZALETES MÉDICOS DE IDENTIFICACIÓN
Fundación AlertaMédica
MedicAlert Foundation
2323 Colorado Avenue
Turlock, CA 95382
USA
Teléfono: 1-800-IDALERT (1-800-432-5378)
Sitio *web*: www.medicalert.org

AlertaMédica es un sistema médico de urgencia en el que los profesionales de la salud tienen acceso a las historias clínicas de los pacientes 24 horas al día. Detalles para inscribirse se pueden encontrar en su cibersitio, o llamando al número telefónico gratuito que aparece arriba.

CAMPISMO
Asociación Estadounidense de Campismo

NOTAS
FECHA DE CONTACTO
PERSONA CONTACTADA

American Camping Association (ACA), Inc.
5000 State Road 67
North Martinsville, IN 46151
USA
Teléfono: 1-765-342-8456
Sitio *web*: www.acamps.org

La ACA brinda un banco de datos de más de 2.000 campamentos acreditados. La acreditación de la ACA identifica aquellos programas (de campismo) que ofrecen una sólida base de salud, seguridad y calidad.

Campismo USA
Camping USA
Sitio *web*: www.camping-usa.com

Camping USA ofrece información tales como listas de implementos para el campismo, directorio de campamentos, calendario de actividades en todo el país, y enlaces con otras agrupaciones afines.

Administración Central del Servicio de Parques Nacionales • Programa de Salud Pública del Servicio de Parques Nacionales
National Park Service Headquarters • National Park Service Public Health Program
1849 "C" Street, NW
Washington, DC 20240
USA
Teléfono: 1-202-565-1120
Sitio *web*: www.nps.gov/public_health/

El Programa de Salud Pública del Servicio de Parques Nacionales es responsable de proteger la salud de aproximadamente 270 millones de personas que visitan los parques nacionales de los Estados Unidos cada año. Esta agencia ofrece información y orientaciones sanitarias sobre temas tales como normas relacionadas con el agua potable, y enfermedades transmitidas en los alimentos y el agua, así como por insectos y otros animales. Su sitio *web* también remite a sus visitantes a otros cibersitios importantes de salud pública.

CARDIOPATÍAS Y APOPLEJÍA
Centro Nacional de la Asociación Estadounidense del Corazón (AHA)
American Heart Association (AHA) National Center
7272 Greenville Avenue
Dallas TX 75231
USA
Información al cliente sobre el corazón y la apoplejía: 1-800-AHA-USA1 (1-800-242-8721)
Información sobre la apoplejía: 1-888-4-STROKE (1-888-478-7653)
Información sobre la salud de la mujer: 1-888-MY-HEART (1-888-694-3278)
Sitio *web*: www.americanheart.org

La AHA es una buena fuente de información sobre cómo prevenir y tratar enfermedades del corazón y apoplejías

Coalición Contra el Ataque Cerebral • Instituto Nacional de Trastornos Neurológicos y Apoplejías
National Institute of Neurological Disorders and Stroke (NINDS) • The Brain Attack Coalition
Building 3, Room 8A-16
31 Center Drive, MSC 2540
Bethesda, MD 20892
USA
Teléfono: 1-301-496-5751
Sitio *web*: www.stroke-site.org

La Coalición Contra el Ataque Cerebral es una agrupación de organizaciones profesionales voluntarias y gubernamentales, cuya misión es reducir la frecuencia de la apoplejía, así como los casos de discapacidades y muertes que se le asocian. Su cibersitio ofrece enlaces con páginas de información para el paciente de las organizaciones que participan, así como páginas informativas sobre la apoplejía provenientes de muchas otras instituciones.

NOTAS
FECHA DE CONTACTO
PERSONA CONTACTADA

Instituto Nacional de Trastornos Neurológicos y Apoplejías • Oficina de Comunicaciones y Relaciones Públicas
Office of Communications and Public Liaison • National Institute of Neurological Disorders and Stroke (NINDS)
P.O. Box 5801
Bethesda, MD 20824
USA
Teléfono: 1-800-352-9424
Sitio *web*: www.ninds.nih.gov

La NINDS, que forma parte del Instituto Nacional de Salud y del Servicio de Salud Pública de los Estados Unidos, es el principal patrocinador de investigaciones biomédicas sobre trastornos del cerebro y el sistema nervioso. Su cibersitio ofrece información acerca de trastornos neurológicos y enlaces a otras fuentes de información sobre neurología.

CENTRO DE CONTROL DE VENENOS

Busque en la cubierta de la guía telefónica para obtener el número de teléfono del Centro de Control de Venenos que le queda más cerca.

Asociación Estadounidense de Centros de Control de Venenos
American Association of Poison Control Centers
3201 New Mexico Avenue, Suite 310
Washington, DC 20016
USA
Teléfono: 1-202-362-7217
Sitio *web*: www.aaapcc.org

Este cubersitio *no* ofrece información sobre tratamientos específicos para envenenamientos, pero sí le permite localizar el centro de control de venenos que le queda más cerca.

DIABETES
Asociación Estadounidense de la Diabetes
American Diabetes Association
1701 North Beauregard Street
Alexandria, VA 22311

USA
Teléfono: 1-800-DIABETES (1-800-342-2383)
Sitio *web*: www.diabetes.org

La Asociación Estadounidense de la Diabetes es una buena fuente de información sobre la diabetes: definiciones, factores de riesgo, diagnósticos, tratamiento y de cómo vivir con esta enfermedad (incluye materiales sobre nutrición y ejercicios).

Niños Diabéticos

Children with Diabetes
Sitio *web*: www.childrenwithdiabetes.com

Niños Diabéticos es una fuente de información cibernética para niños con diabetes y sus padres, desde una sección de preguntas y respuestas hasta páginas de mensajes y salones de charla interactiva.

Fundación Internacional para la Diabetes Juvenil

Juvenile Diabetes Foundation International
120 Wall Street
New York, NY 10005
USA
Teléfono: 1-800-JDF-CURE (1-800-533-2873) ó 1-212-785-9500
Sitio *web*: www.jdfcure.org

Esta fundación ofrece noticias, resultados de investigaciones y datos estadísticos sobre la diabetes juvenil (también conocida como diabetes de tipo I). Kids On Line (Niños en la Red Cibernética), un nuevo recurso cibernético especialmente concebido para niños, incluye noticias, entretenimientos e información importante.

DROGODEPENDENCIA

Véase "Abuso de Drogas y Alcohol" en la página 233.

EL TIEMPO/SERVICIOS METEOROLÓGICOS

Centro Nacional de Meteorología
National Weather Service

NOTAS
FECHA DE CONTACTO
PERSONA CONTACTADA

1325 East-West Highway
Silver Spring, MD 20910
USA
Teléfono: 1-202-482-6090 (Relaciones Públicas)
Sitio *web*: www.nws.noaa.gov

El cibersitio del Centro Nacional de Meteorología es una extensa fuente de información acerca del clima y fenómenos naturales, incluidos condiciones metereológicas y mapas nacionales e internacionales. A través de su departamento de relaciones públicas, usted puede encontrar enlaces con una amplia gama de fenómenos meteorológicos, así como consejos prácticos en caso de inundaciones, huracanes, tormentas eléctricas, ventiscas, tornados, entre otros.

Cruz Roja Estadounidense • Servicios de Seguridad en Desastres
American Red Cross • Disaster Safety Services
431 18th Street, NW
Washington, DC 20006
USA
Teléfono: 1-202-639-3520
Sitio *web*: www.redcross.org/disaster/safety

La Cruz Roja Estadounidense ofrece consejos de tipo general acerca de cómo prepararse para enfrentar la inclemencia del tiempo, así como información específica sobre qué hacer en caso de terremotos, inundaciones, huracanes, tormentas eléctricas, tornados y tormentas invernales.

HEPATITIS Y VIH/SIDA
Fundación Estadounidense del Hígado
American Liver Foundation
75 Maiden Lane, Suite 603
New York, NY 10083
USA
Teléfono: 1-800-GO-LIVER (1-800-465-4837)
Sitio *web*: www.liverfoundation.org

La Fundación Estadounidense del Hígado es una buena fuente informativa sobre la hepatitis, así como las iniciativas de investigaciones, y los grupos de apoyo para personas con enfermedades hepáticas.

Fundación Internacional de la Hepatitis
Hepatitis Foundation International
30 Sunrise Terrace
Cedar Grove, NJ 07009
USA
Teléfono: 1-800-891-0707
Sitio *web*: www.hepfi.org

La Fundación Internacional de la Hepatitis, es un cibersitio multilingüe que incorpora un boletín y otras fuentes de información así como actividades, enlaces y una sección infantil. Folletos informativos sobre la hepatitis pueden pedirse a través de un número telefónico gratuito.

Sección de VIH/Prevención del SIDA · Centro para el Control y Prevención de Enfermedades
Centers for Disease Control and Prevention · Division of HIV/ AIDS Prevention
Línea nacional de urgencia del SIDA: 1-800-342-AIDS (1-800-342-2437)
En español: 1-800-344-7432
Teletipo (TTY): 1-800-243-7889
Sitio *web*: www.cdc.gov/hiv/dhap.htm

La Línea de urgencia nacional para el SIDA es un servicio gratuito de 24 horas, que ofrece información y referencias anónimas y confidenciales sobre el VIH/SIDA. En su cibersitio encontrará datos estadísticos y respuestas a las preguntas más frecuentes, así como otras informaciones, incluidas los resultados de investigaciones y pruebas.

HIGIENE ALIMENTARIA
Acceso a la Información Gubernamental sobre Higiene Alimentaria
Gateway to Government Food Safety Information
Sitio *web*: www.foodsafety.gov

Este cibersitio es su más completo medio para tener acceso

a toda la información del gobierno sobre higiene alimentaria, incluidos los materiales del FDA y la USDA; (*Véase* lo que sigue).

Departamento de Agricultura de los Estados Unidos • Higiene Alimentaria y Servicios de Inspección
Food Safety and Inspection Service • United States Department of Agriculture
Washington, DC 20250
USA
Línea especial de la carne y aves: 1-800-535-4555
Teletipo (TDD/TTY): 1-800-256-7072
Sitio *web*: www.fsis.usda.gov

Para reportar quejas que no sean urgentes referente a productos de la carne, aves, huevos, y para solicitar publicaciones sobre higiene alimentaria, llame a la línea telefónica anterior.

Dirección de Alimentos y Fármacos • Centro para la Higiene Alimentaria y la Nutrición Aplicada
Center for Food Safety and Applied Nutrition
Food and Drug Administration
200 "C" Street, SW
Washington, DC 20204
USA
Línea gratuita de información sobre alimentos: 1-888-SAFEFOOD o 1-888-723-3336
Sitio *web*: www.cfsan.fda.gov.

Llamando a este número telefónico gratuito, usted puede obtener información sobre la higiene alimentaria y solicitar materiales afines.

INSECTICIDAS
Oficina de Programas de Insecticidas • Agencia de Protección Ambiental de los Estados Unidos
Office of Pesticide Programs • United States Environmental Protection Agency (EPA)
Sitio *web*: www.epa.gov/pesticides/citizens/home.htm

En este cibersitio usted tiene acceso a la "Guía del ciuda-
dano para el control de plagas y uso adecuado de insecticidas". También puede solicitarla al Centro Nacional de
Publicaciones sobre el Medio Ambiente, llamando al 1-
800-490-9198, o visitando el Sitio *web*: www.epa.gov/nce-
pihom/ordering.htm

**Red Nacional de Telecomunicaciones sobre Insecticidas
• Universidad Estatal de Oregón**
*National Pesticide Telecommunications Network • Oregon State
University*
333 Weniger
Corvallis, OR 97331
USA
Teléfono: 1-800-858-7378

La Red Nacional de Telecomunicaciones sobre Insecticidas
ofrece una línea telefónica gratuita (co-patrocinado por
EPA y la Universidad Estatal de Oregón) que tiene respuestas a sus preguntas acerca de asuntos relacionados con
los insecticidas. Está integrado por especialistas en este
campo.

NAVEGACIÓN EN BOTES Y RECREACIÓN ACUÁTICA
**Oficina de Seguridad en la Navegación de Botes del Ser-
vicio Guardacostas de los Estados Unidos**
US Coast Guard Office of Boating Safety
2100 Second Street, SW
Washington, DC 20593
USA
Línea de información: 1-800-368-5647
Teletipo (TTY): 1-800-689-0816
Sitio *web*: www.uscgboating.org

A través de este centro de información usted puede encontrar consejos prácticos de seguridad que abarcan todos los
aspectos de la navegación en botes, así como detalles sobre
cursos de navegación segura y servicio de notificación de
irregularidades en la seguridad de la navegación de esta
clase de embarcaciones.

**NOTAS
FECHA DE CONTACTO
PERSONA CONTACTADA**

Oficina Pública de Información de la Cruz Roja Estadounidense
American Red Cross Public Inquiry Office
431 18th Street, NW
Washington, DC 20006
USA
Teléfono: 1-202-639-3520
Sitio *web*: www.redcross.org

La Cruz Roja Estadounidense imparte clases de natación y buceo, entrenamiento de seguridad en el agua; también tiene programas acuáticos para bebés y niños de edad preescolar, e instrucciones de seguridad en piscinas domésticas.

PLANTAS VENENOSAS

El centro de control de venenos de su área es una buena fuente de información sobre las plantas venenosas; (Véase la cubierta de su guía telefónica para encontrar el centro que le queda más cerca).

Centro de Atención Sanitaria (afiliado a la Facultad de Medicina de la Universidad de California en San Diego)
UCSD Healthcare
Teléfono: 1-800-926-UCSD (1-800-926-8273)
Sitio *web*: http://health.ucsd.edu/poison/plants.htm

Este cibersitio posee un listado de plantas venenosas comunes, muchas de ellas con fotografías.

PREVENCIÓN DE INCENDIOS
Asociación Nacional de Prevención de Incendios
National Fire Prevention Asociation (NFPA)
1 Batterymarch Park
PO Box 9101
Quincy, MA 02269
USA
Teléfono: 1-617-770-3000 ó 1-800-344-3555 (servicio al cliente)
Sitio *web*: www.nfpa.org

La NFPA ofrece una amplia gama de información acerca de la prevención de incendios, que incluye códigos de incendios, cómo escapar de un incendio en el hogar y consejos prácticos en relación a las estaciones del año. La mascota del Departamento de Bomberos, Sparky, el perro bombero (www.sparky.org), es una manera divertida para su hijo de aprender acerca de la prevención de incendios.

Smokey Bear
Sitio *web*: www.smokeybear.com

Smokey Bear es un cibersitio para que su hijo aprenda las medidas de seguridad contra incendios al aire libre, que incluye consejos prácticos en cuanto a la manera apropiada de hacer fogatas y manipulación correcta de los fósforos (cerillas).

RADÓN
Agencia de Protección Ambiental de los Estados Unidos
US Environmental Protection Agency
Línea nacional de urgencias en caso de escape de radón: 1-800-SOS-RADON (1-800-767-7236)
Sitio *web*: www.epa.gov/iaq/contacts.html

La APA ofrece información y publicaciones sobre el radón. Llame a la Línea nacional de urgencias en caso de escape de radón o comuníquese con la oficina encargada del radón en su estado (detalles disponibles en el cibersitio de la APA).

Fundación de la Federación de Consumidores de los Estados Unidos • Programa de Radón FIX-IT
Consumer Federation of America Foundation • Radon FIX-IT Program
Teléfono: 1-800-644-6999

La Fundación de la Federación de Consumidores de los Estados Unidos, una organización sin fines de lucro, dirige un programa gratuito para los individuos cuyos hogares registran un alto nivel de gas radón. La línea telefónica del programa FIX-IT que aparece más arriba presta servicios 24 horas al día, siete días a la semana.

**NOTAS
FECHA DE CONTACTO
PERSONA CONTACTADA**

**NOTAS
FECHA DE CONTACTO
PERSONA CONTACTADA**

SALUD MENTAL
Asociación Nacional de la Salud Mental
National Mental Health Association (NMHA)
1021 Prince Street
Alexandria, VA 22314
USA
Teléfono y teletipo (TTY): 1-800-433-5959
Sitio *web*: www.nmha.org

La NMHA ofrece servicios de información gratuitos, remite personas a establecimientos de salud mental y patrocina programas en su área. También ofrece datos acerca de la salud mental para niños y adultos.

Centro de Información Nacional sobre el Esfuerzo Propio en la Salud Mental del Consumidor
National Mental Health Consumer's Self-Help Clearinghouse
1121 Chestnut Street, Suite 1207
Philadelphia, PA 19107
USA
Teléfono: 1-800-553-4KEY (1-800-553-4359) ó 1-215-751-1810
Sitio *web*: www.mhselfhelp.org

Esta organización ofrece información sobre los beneficios del esfuerzo propio, servicios de referencia, consejos sobre la formación de agrupaciones que estimulan el esfuerzo propio y manuales de asistencia técnica sobre temas tales como luchar contra los complejos de culpa y cómo conseguir dinero para su agrupación de autoayda.

Centro de Servicios para la Salud Mental • Red de Intercambio de Conocimiento
Center for Mental Health Services • Knowledge Exchange Network (KEN)
PO Box 42490
Washington, DC 20015
USA
Teléfono: 1-800-789-CMHS (1-800-789-2647)
Teletipo (TDD): 1-301-443-9006
Sitio *web*: www.mentalhealth.org

El Centro de Servicios para la Salud Mental es un programa que ofrece el Departamento de Salud y Servicios Humanos de los Estados Unidos. Usted puede usar su cibersitio para obtener información sobre terapias para los que han perdido un familiar allegado y datos sobre un amplio campo de temas en el ámbito de la salud mental, desde la esquizofrenia hasta alteraciones en los estados de ánimo.

SEGURIDAD AUTOMOTRIZ
Administración Nacional de la Seguridad del Tránsito por Carreteras
National Highway Traffic Safety Administration (NHTSA)
400 7th Street, SW
Washington, DC 20590
USA
Teléfono: 900-424-9323
Línea de urgencia para la seguridad automotor: 1-888-DASH-2-DOT (1-888-327-4236)
Sitio *web*: www.nhtsa.dot.gov

La NHTSA ofrece información sobre bolsas de aire, seguridad en el automóvil, devolución de automóviles defectuosos, seguridad de los niños pasajeros dentro del automóvil y mucho más. También puede plantear quejas sobre defectos y problemas con automóviles a través de la NHTSA.

Consejo de Seguridad Nacional
National Safety Council
1121 Spring Lake Road
Itasca, IL 60143
USA
Teléfono: 1-630-285-1121 ó 1-800-621-7619 (para capítulos y secciones del Consejo)
Sitio *web*: www.nsc.org

A través del Consejo de Seguridad Nacional, usted puede encontrar información sobre bolsas de aire, cinturones de seguridad y reglas de seguridad, así como detalles sobre los cursos de manejar a la defensiva y una lista con direcciones de las agencias de entrenamiento.

NOTAS
FECHA DE CONTACTO
PERSONA CONTACTADA

Fundación para la Seguridad del Tránsito de la Asociación Estadounidense del Automóvil
American Automobile Association (AAA) Foundation for Traffic Safety
1440 New York Avenue, NW, Suite 201
Washington, DC 20005
USA
Teléfono: 1-202-638-5944 ó 1-800-305-SAFE (1-800-305-7233) para llenar orden
Sitio *web*: www.aaafts.org

La Fundación para la Seguridad del Tránsito de la AAA tiene información para todos los usuarios de la vía pública; jóvenes o viejos, conductores y peatones. Publica folletos que cubren temas relacionados con el conducir, tales como la agresividad al manejar y los conductores ancianos. Para ponerse en contacto con su club local de la AAA, que también ofrece información sobre la seguridad al conducir, diríjase a www.aaa.com, que lo remitirá directamente al cibersitio de su buró local de la AAA.

SIDA

Véase "Hepatitis" y "VIH/SIDA" en la página 244.

VIAJES
Centros de Control y Prevención de Enfermedades • Centro Nacional de Enfermedades Infecciosas
Salud de Viajeros
Centers for Disease Control (CDC) and Prevention • National Center for Infectious Diseases
Travelers Health
1600 Clifton Road
Atlanta, GA 30333
USA
Línea de urgencias para la salud del viajero: 1-877-FYI-TRIP (1-877-394-8747)
Sitio *web*: www.cdc.gov/travel

La CDC ofrece información de salud en viajes nacionales e internacionales, incluida información sobre vacunas, diarrea del viajero y epidemias.

Organización Mundial de la Salud
World Health Organization
Sitio *web*: www.who.int/ith/english/index.htm

Este cibersitio contiene información sobre botiquines de primeros auxilios para viajeros, exámenes médicos después de viajar, consejería de viajes, cómo lograr vuelos aéreos saludables y vacunación.

NOTAS
FECHA DE CONTACTO
PERSONA CONTACTADA

ÍNDICE

HISTORIA CLÍNICA DE LA FAMILIA

FECHA DE NACIMIENTO
Miembro de la familia   Fecha

_____

_____

_____

_____

_____

ENFERMEDADES O AFECCIONES CLÍNICAS IMPORTANTES
Miembro de la familia   Fecha   Naturaleza de la enfermedad/afección

_____

_____

_____

_____

_____

ANTECEDENTES QUIRÚRGICOS
Miembro de la familia   Fecha   Tipo de cirugía

_____

_____

_____

_____

_____

ALERGIAS
Miembro de la familia   Alergia   Tratamiento habitual

_____

_____

_____

_____

_____

MEDICAMENTOS QUE SE TOMAN/ACCESORIOS QUE SE USAN (INCLUIDOS ANTEOJOS Y LENTES DE CONTACTO)

Miembro de la familia   Medicamento/accesorio

_____

_____

_____

_____

_____

_____

FECHA DE LA ÚLTIMA REACTIVACIÓN DE LA VACUNA DEL TÉTANO

Miembro de la familia   Fecha

_____

_____

_____

_____

VIAJES RECIENTES AL EXTRANJERO

Miembro de la familia   Fecha   Destino

_____

_____

_____

_____

_____

LOCALIZACIÓN DE (LLENE TODO LO QUE CORRESPONDA)

Botiquín de primeros auxilios _____

Medicamentos para el asma _____

Equipo anafiláctico _____

El desfibrilador externo automático (DEA en español o AED en inglés) más próximo

_____

Cualquier otro equipo/medicamento/accesorio particular _____

_____

_____

DIRECTORIO TELEFÓNICO DE LA FAMILIA

SERVICIOS DE URGENCIA
SMU/Servicio de ambulancia local o 911 _____

Departamento de Policía_____

Departamento de Bomberos _____

Centro de control de venenos de la localidad _____

Sala de urgencias del hospital de la localidad _____

NÚMEROS MÉDICOS Y FARMACÉUTICOS
Internista/Médico familiar _____

Pediatra _____

Ginecólogo _____

Dentista _____

Otros médicos _____

Farmacia local _____

Farmacia de turno permanente _____

Seguro de salud/HMO _____

Número de póliza _____

NÚMEROS DE LA CASA Y EL AUTOMÓVIL
Compañía de electricidad _____

Compañía del gas_____

Compañía de seguro del propietario _____

Compañía de seguro del automóvil_____

FAMILIA/AMIGOS
De la madre en el trabajo_____

Del padre en el trabajo_____

De la niñera _____

Vecino _____

Pariente _____

SU NÚMERO DE TELÉFONO Y SU DIRECCIÓN
_____

_____

NOTAS

NOTAS

NOTAS

NOTAS

NOTAS

NOTAS

NOTAS

NOTAS

NOTAS

NOTAS